病原微生物实验室
常见防护设备运维管理

中国合格评定国家认可中心　组织编写

中国建筑工业出版社

图书在版编目（CIP）数据

病原微生物实验室常见防护设备运维管理 / 中国合格评定国家认可中心组织编写. — 北京：中国建筑工业出版社，2022.11（2023.11重印）

ISBN 978-7-112-28079-7

Ⅰ. ①病… Ⅱ. ①中… Ⅲ. ①病原微生物—实验室管理—安全管理 Ⅳ. ①R37－33

中国版本图书馆 CIP 数据核字（2022）第 203073 号

责任编辑：张文胜

责任校对：张辰双

病原微生物实验室常见防护设备运维管理

中国合格评定国家认可中心　组织编写

*

中国建筑工业出版社出版、发行（北京海淀三里河路9号）

各地新华书店、建筑书店经销

北京红光制版公司制版

建工社（河北）印刷有限公司印刷

*

开本：787 毫米×1092 毫米　1/16　印张：8　字数：198 千字

2022 年 11 月第一版　　2023 年 11 月第二次印刷

定价：**35.00** 元

ISBN 978-7-112-28079-7

（40041）

编 写 委 员 会

主　编　赵赤鸿　中国疾病预防控制中心
　　　　王　荣　中国合格评定国家认可中心
　　　　冯　涛　中国合格评定国家认可中心
　　　　曹国庆　中国建筑科学研究院有限公司
副主编　骆　璐　重庆市动物疫病预防控制中心
　　　　李沐洋　中国合格评定国家认可中心
　　　　李思思　中国疾病预防控制中心
　　　　徐艺玫　新疆维吾尔自治区疾病预防控制中心
编　者　凌　华　重庆市疾病预防控制中心
　　　　郑　靖　厦门市疾病预防控制中心
　　　　吴金辉　军事科学院系统工程研究院卫勤保障技术研究所
　　　　黄树祥　广州海关技术中心
　　　　李　屹　中国建筑科学研究院有限公司
　　　　师永霞　广州海关技术中心
　　　　马春涛　中国疾病预防控制中心性病艾滋病预防控制中心
　　　　周为民　中国疾病预防控制中心病毒病预防控制所
　　　　侯雪新　中国疾病预防控制中心传染病预防控制所
　　　　陆禹名　中国建筑科学研究院有限公司
　　　　李　晶　中国疾病预防控制中心
　　　　高　鹏　中国建筑科学研究院有限公司
　　　　张铭健　中国建筑科学研究院有限公司
　　　　戎　戈　中国建筑科学研究院有限公司
　　　　牟旭凤　中国建筑科学研究院有限公司
　　　　董春霞　重庆市动物疫病预防控制中心
　　　　韩春旭　中国合格评定国家认可中心
　　　　张海燕　中国合格评定国家认可中心
　　　　王腊梅　中国合格评定国家认可中心

前　言

2020 年初新冠肺炎疫情暴发，为控制疫情，病毒分离、检测、溯源及疫苗和药物研发等工作，均需要在病原微生物实验室（也称生物安全实验室）中开展。国家卫生健康部门多次发布关于新冠肺炎疫情防控中对加强实验室生物安全监督管理要求，各行业的相关实验室对生物安全防护更加重视。《中华人民共和国生物安全法》于 2021 年 4 月 15 日施行，单独设置章节对病原微生物实验室生物安全的建立和管理进行了规定。疾控系统单位的主要职责是开展疾病预防控制、突发公共卫生事件应急等工作，因此系统内的病原微生物实验室数量较多，同时也对实验室生物安全高度重视。

目前，全国疾控系统高等级实验室（以下简称"实验室"）数量几乎占到全国数量的一半，但因受单位编制、专业要求的限制，在高等级实验室中配备实验室设施设备管理的专职人员不多，通常是委托第三方维护保养单位负责实验室的设施设备运行和维护。实验室关键防护设备的防护能力直接影响到实验室生物安全防护能力，所以熟悉掌握关键防护设备的运行、维护、检查等相关知识，对提高实验室运行管理水平具有重要作用。

旨在为这一重大社会需求提供技术支撑，中国疾病预防控制中心（以下简称"中国CDC"）委托中国合格评定国家认可中心（以下简称"CNAS"）开展项目"疾控系统高等级生物安全实验室五种常用的关键防护设备风险评估及运维体系建立"研究，基于风险管理理念，对疾控系统实验室常见的五种防护设备（生物安全柜、高压灭菌器、传递窗、独立通风笼具、正压防护头罩）风险评估、设备性能、运行维护要求、管理制度要求等进行梳理和研究。为系统性梳理总结相关研究的重要成果和应用示范情况，决定编著本书，以期能够提高疾控系统相关单位实验室防护设备选型、运行和管理的能力，同时也为全国病原微生物实验室对防护设备的风险评估和运行管理提供技术依据，提升实验室生物安全防护能力。

本书的出版及相关研究得到项目"疾控系统高等级生物安全实验室五种常用的关键防护设备风险评估及运维体系建立"的资助。由于编写时间匆忙，成稿仓促，书中难免有疏漏和谬误之处，期待广大同仁提出宝贵意见和建议，共同促进行业发展。

编　者

2022 年 8 月

目　　录

上篇　常见防护设备性能及风险评估

下篇　常见防护设备运维管理

上篇　常见防护设备性能及风险评估

第1章 综 述

国家对生物安全实验室监管及管理体系正式建立和运行已经近 20 年。科技部等各级科技主管部门对防护设备技术研究不断投入资金支持，提升国内防护设备制造能力，目前国内高等级实验室中的防护设备（如生物安全柜、压力蒸汽灭菌器、正压防护服、污水处理设备等）基本实现了国产化，设备相关行业专家对防护设备的选择、性能、使用等都能熟悉掌握。

防护设备通常是直接接触病原微生物，因此对其风险控制、安全管理及正确使用，在实验室生物安全防护能力中起到决定性作用。防护设备通常安装在实验室的防护区内，使用人员基本是微生物学、兽医学等相关专业背景的实验人员，对防护设备的性能及风险了解相对较少，需要专业的实验室防护设备管理人员对防护设备的风险、性能、管理等要求进行梳理并建立完善的管理制度、编制详细的操作手册、设计完整的记录表单，规范和指导实验室对防护设备进行管理、运行维护和操作人员的行为。

2021 年，中国合格评定国家认可中心受中国疾病预防控制中心委托开展"疾控系统高等级生物安全实验室五种常用的关键防护设备风险评估及运行维护体系建立"研究工作，围绕常用的五种防护设备，以风险评估为基础，从设备性能、设备选型、运行维护、制度建立等方面编制指南性文件，并选择了不同行业、不同管理模式的多个高等级生物安全开展示范应用，为提升疾控系统实验室对防护设备管理、运行和维护能力，确保实验室生物安全提供技术性指导。

第 2 章 生物安全柜

2.1 概述

2.1.1 生物安全柜简介

生物安全柜（图 2-1）是一种为操作人员和周边环境提供保护，能够有效防止因处理有害生物因子而产生的气溶胶的第一道物理隔离屏障。

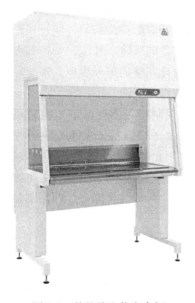

图 2-1 某品牌生物安全柜

生物安全柜的主要工作原理是通过动力源将室内空气经高效过滤器处理后（Ⅰ级生物安全柜除外）送入柜内，以避免实验样本被污染，同时动力源向外抽气，将柜内空气经高效过滤器过滤后排至外部环境，为周边环境提供保护，并且柜内保持的负压状态能够有效防止实验操作过程中产生的有害或未知性生物气溶胶和溅出物的外溢，保护操作者。

2.1.2 国内外相关标准

早在 20 世纪 70 年代，美国国家科学基金会（National Science Foundation，NSF）发布了 NSF49 Biosafety Cabinetry：Design，Construction，Performance，and Field Certification（《生物安全柜：设计、建造、性能及现场验证》），被公认为是生物安全柜领域最完善的标准。2002 年，NSF49 正式获得了美国国家标准学会（American National Standard Institute，ANSI）的官方认可，成为美国生物安全柜的统一标准，现行标准版本为 NSF/ANSI 49-2019（图 2-2）。

2000 年 5 月，欧洲标准化委员会（CEN）发布了生物安全柜欧洲标准 EN12469：2000《生物技术—生物安全柜性能要求》，正式替代了德国 DIN12950、英国 BS5726 和法国 NF X-44-201 等欧盟成员国生物安全柜的标准，成为欧盟区域内生物安全柜的统一标准。

日本空气清净协会于 1983 公开发布了日本的Ⅱ级生物安全柜标准，并于 2000 年经日本工业标准调查会的审议确定，对该标准做了修订。

我国从 20 世纪 80 年代即已研究和生产生物安全柜，并分别于 2005 年和 2011 年发布实施了用于规范生物安全柜生产和出厂检验的标准《生物安全柜》JG 170—2005 以及医药行业标准《Ⅱ级生物安全柜》YY 0569—2011，另外国家标准《生物安全实验室建筑技术规范》GB 50346—2011 对于生物安全柜的现场检测也有所提及。目前，国家强制性标

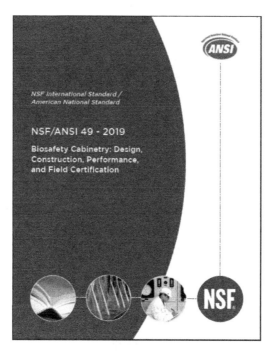

图 2-2　NSF/ANSI 49-2019（现行版本）

准《生物安全柜》正制定过程中，即将发布实施。

2.1.3　分级分类

我国标准《生物安全柜》JG 170—2005（现已废止，现安全柜评价标准为《Ⅱ级生物安全柜》YY 0569—2011 及《生物安全实验室建筑技术规范》GB 50346—2011）根据安全柜排风方式、循环空气比例、柜内气流形式、工作窗口进风平均风速和保护对象几个重要特征进行了分级、分类，如表 2-1 所示。生物安全柜分为三级，即Ⅰ级、Ⅱ级和Ⅲ级生物安全柜，其中Ⅱ级生物安全柜又分为 A1、A2、B1、B2 四个类型。目前国内生物安全实验室中使用最多的是Ⅱ级 A2 和Ⅱ级 B2 型生物安全柜。

生物安全柜分级、分类表　　　　　表 2-1

级别	类型	排风	循环空气比例（%）	柜内气流	工作窗口进风平均风速（m/s）	保护对象
Ⅰ级	—	可向室内排风	0	乱流	≥0.40	使用者和环境
Ⅱ级	A1 型	可向室内排风	70	单向流	≥0.40	使用者、受试样本和环境
	A2 型	可向室内排风	70	单向流	≥0.50	
	B1 型	不可向室内排风	30	单向流	≥0.50	
	B2 型	不可向室内排风	0	单向流	≥0.50	
Ⅲ级	—	不可向室内排风	0	单向流或乱流	无工作窗进风口，当一只手套筒取下时，手套口风速≥0.70	主要是使用者和环境，有时兼顾受试样本

2.1.3.1　Ⅰ级生物安全柜

Ⅰ级生物安全柜（图2-3）本身无风机，通过排风管道连接到外接风机将空气从安全柜前端窗口引入柜内，通过高效过滤器排出，从而为操作人员和周边环境提供保护。Ⅰ级生物安全柜无法有效保护柜内的实验样本，因为从实验室流入的未经过滤的空气会将微生物污染物带入柜中，所以目前已较少采用。相比之下，因为可以保护试验样品，Ⅱ级生物安全柜的使用更为广泛。

2.1.3.2　Ⅱ级生物安全柜

Ⅱ级生物安全柜（图2-4）配备两个高效过滤器，可以同时为工作人员、环境和实验样本提供保护。气流通过安全柜前窗进入柜内，随即被吸回回风格栅，经过高效过滤器处理后进行再循环或排至实验室内或大气中。经过高效过滤器处理后的再循环的气流从安全柜顶部垂直吹下，通过工作区域，在工作人员的呼吸区前被吸入安全柜的回风格栅，从而相较于Ⅰ级生物安全柜可保护实验样本。

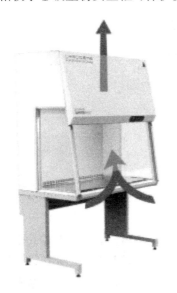
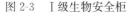
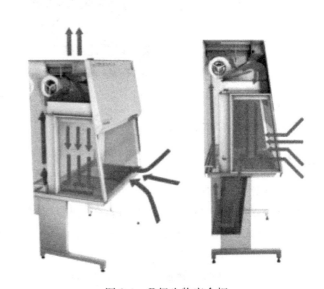

图2-3　Ⅰ级生物安全柜　　　　　　　　图2-4　Ⅱ级生物安全柜

由于Ⅱ级生物安全柜的设计有不同的气流模式、气流流速、高效空气过滤器位置、通风速率和排气方式，因此有必要对Ⅱ级生物安全柜进行分类。国内外生物安全柜标准规定的分类略有不同，其内容和范围也不完全相同。欧洲标准 EN12469 对Ⅰ级、Ⅱ级和Ⅲ级三个级别生物安全柜性能和试验方法都有明确的规定，但对Ⅱ级生物安全柜的分类没有详细描述；美国标准 NSF49 和日本标准 JIS K3800 对Ⅱ级生物安全柜的性能和试验方法有详细的描述，对Ⅱ级生物安全柜从结构和性能上进行了分类。

我国标准借鉴国外相关标准，对Ⅰ级、Ⅱ级和Ⅲ级三个级别生物安全柜的分类进行了描述和规定。在Ⅱ级生物安全柜分类方法上采用了美国标准的方法，因为目前国内市场上销售和使用的进口安全柜以美国产品为主，并且日本标准中的分类方法也接近美国标准，这样有利于我国产品能和国际标准接轨，方便该产品市场的统一管理。各国标准对Ⅱ级生物安全柜的具体分类详见表2-2。

Ⅱ 级生物安全柜分类表　　　　　　　　　　　　　　表 2-2

特征	美国标准	日本标准	中国标准
分类	A1；A2；B1；B2	A；B1；B2；B3	A1；A2；B1；B2
循环空气比例	A1：70% A2：70% B1：30% B2：0	A：50%～70% B1：30% B2：0 B3：50%～70%	A1：70% A2：70% B1：30% B2：0
有无正压污染区	A1：有 A2：无 B1：无 B2：无	A：有 B1：无 B2：无 B3：有，但被负压区域包围	A1：有 A2：无 B1：无 B2：无
前窗入口平均进风速度	A1：≥0.38m/s A2：≥0.50m/s B1：≥0.50m/s B2：≥0.50m/s	A：≥0.40m/s B：≥0.50m/s B2：≥0.50m/s B3：≥0.50m/s	A1：≥0.40m/s A2：≥0.50m/s B1：≥0.50m/s B2：≥0.50m/s

　　美国标准 NSF49 按照入口气流风速、排风方式和循环方式等，将Ⅱ级生物安全柜分为 4 个类型：A1 型、A2 型、B1 型和 B2 型。

　　1. Ⅱ级 A1 型

　　A1 型生物安全柜前窗入口平均进风速度至少为 0.38m/s。70% 的气体通过高效过滤器再循环至工作区，30% 的气体通过排气口过滤排除，如图 2-5 所示。

　　2. Ⅱ级 A2 型

　　A2 型生物安全柜前窗气流平均速度至少为 0.5m/s。70% 的气体通过高效过滤器再循环至工作区，30% 的气体通过排气口过滤排除，如图 2-6 所示。

　　A1 型和 A2 型生物安全柜还有重要的不同是 A1 型有正压污染区，A2 型无正压污染区，这属于构造上的区别，从图 2-5 可以看出，A1 型生物安全柜排风机在工作区下方，风机从工作区吸入污染气流通过安全柜后壁回风夹道压入柜体上部静压箱，经过排风高效过滤器过滤后排至柜体外，风机出口到排风高效过滤器之间的区域属于正压污染区，如果柜体密封不严，将使污染气流

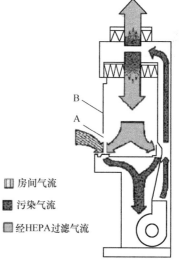

　□ 房间气流

　■ 污染气流

　■ 经HEPA过滤气流

图 2-5　Ⅱ级 A1 型生物安全柜

溢至柜体外，造成污染环境的可能。所以这种结构目前很少采用。图 2-6 中的 A2 型风机设于安全柜的上部，可以使污染气流均处于负压区，从结构上安全度优于 A1 型。

　　3. Ⅱ级 B1、B2 型

　　B 型生物安全柜均为连接外排系统的安全柜，其前窗气流平均速度至少为 0.5m/s。

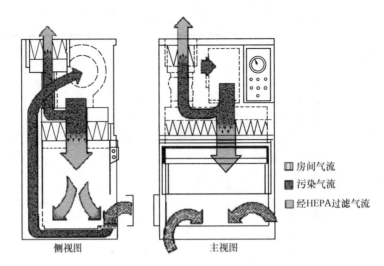

图 2-6　Ⅱ级 A2 型级生物安全柜

B1 型 70％的气体通过排气口高效过滤器排除，30％的气体通过高效过滤器再循环至工作区；B2 型为 100％全排型生物安全柜，无内部循环气流，可同时提供生物性和化学性的完全控制，如图 2-7、图 2-8 所示。

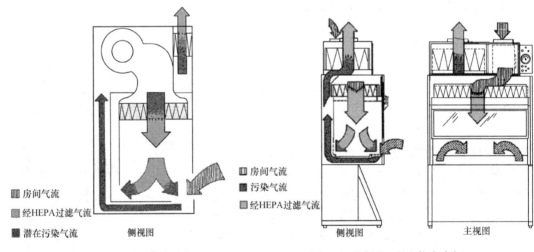

图 2-7　Ⅱ级 B1 型生物安全柜　　　　　　　　图 2-8　Ⅱ级 B2 型生物安全柜

2.1.3.3　Ⅲ级生物安全柜

Ⅲ级生物安全柜（图 2-9）的前窗完全密封且不能被打开，是一个完全气密的装置，工作人员通过连接在柜体的手套进行操作，也被称为"手套箱"。实验样本通过两侧具有互锁功能的传递窗进出。Ⅲ级生物安全柜是为生物安全四级实验室而设计的。

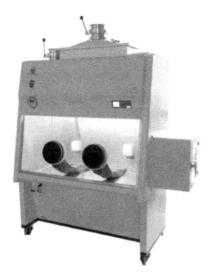

图 2-9　Ⅲ级生物安全柜

2.2　选型

2.2.1　国内标准要求

Ⅰ级生物安全柜可保护操作者和周边环境；Ⅱ级和Ⅲ级生物安全柜除可为操作者和周边环境提供保护之外，还可以保护实验样本。如果实验样本必须要得到保护，则选择Ⅱ级或Ⅲ级生物安全柜。

Ⅱ级生物安全柜往往被分为 A1、A2、B1、B2 四个类型。A1 型因为存在正压污染区，存在污染环境的可能，现已很少采用。我国目前生物安全柜的实际使用型号主要集中在Ⅱ级 A2 型、B2 型两种型号。其中，以Ⅱ级 A2 型在各行业领域所占比重最大；Ⅱ级 B2 型主要应用于配液中心化疗、抗生素药物配制及部分生物安全实验室。

国家标准《生物安全实验室建筑技术规范》GB 50346—2011 第 5.1.4 条给出了生物安全柜的选用原则，如表 2-3 所示。

生物安全实验室选用生物安全柜的原则　　　　　　　　　　　　　　　　　表 2-3

防护类型	选用生物安全柜类型
保护人员，一级、二级、三级生物安全防护水平	Ⅰ级、Ⅱ级、Ⅲ级
保护人员，四级生物安全防护水平，生物安全柜型	Ⅲ级
保护人员，四级生物安全防护水平，正压服型	Ⅱ级
保护实验对象	Ⅱ级、带层流的Ⅲ级
少量的、挥发性的放射和化学防护	Ⅱ级 B1 型，排风到室外的Ⅱ级 A2 型
挥发性的放射和化学防护	Ⅰ级、Ⅱ级 B2 型、Ⅲ级

2.2.2 国外标准要求

美国标准 NSF49 规定了各种类型的生物安全柜适用的实验操作类型：A1 型生物安全柜不能用于挥发性有毒的化学试剂实验和挥发性的放射性实验；A2 型和 B1 型生物安全柜可用于少量的挥发性有毒的化学试剂实验和作为示踪剂的放射性实验；B2 型生物安全柜可以进行挥发性有毒的化学试剂实验和挥发性的放射性实验。可根据表 2-4 进行进一步筛选。

A2、B1、B2 型生物安全柜选择 表 2-4

	A2	B1	B2
单向气流模式	×	√	√
全外排型	×	×	√
易于安装、低建筑需求	√	√	×
有自控系统连锁需求	×	×	√

2.2.3 注意事项

目前实验室中使用最多的生物安全柜类型是 II 级生物安全柜（包括 A2 型和 B2 型）。A2 型生物安全柜与 B2 型生物安全柜的主要区别在于"A2 型生物安全柜的排出气流经过过滤后排回到室内，B2 型生物安全柜的排出气流经过过滤后外排到室外"。由于两种型号的生物安全柜均经过过滤后再排出气流，因此从生物安全性来讲，这两种型号的安全柜没有太大的差别。但如果实验对象有可能产生放射性气体、有毒刺激性气体，应选用 B2 型生物安全柜，否则可选用 A2 型生物安全柜。

如果选用 B2 型生物安全柜，由于其排风量较大（一般情况下一台 B2 型生物安全柜的排风量至少为 $1500m^3/h$），需考虑实验室的补风，且补风量应和排风量相匹配，即保证实验室有足够的换气量，否则会导致生物安全柜吸入风速过低，引起报警并将严重降低其生物安全性。实验室的补风应考虑进行冷热处理、过滤处理等空气处理过程。

由于设置生物安全柜的实验室均需要一定的通风换气量，尤其是设置了 B2 型生物安全柜的实验室，为了避免吹风感，实验室面积不宜过小。实验室需求的面积计算原则举例说明如下（仅供参考）：

国家标准《生物安全实验室建筑技术规范》GB 50346—2011 第 4.1.7 条指出"三级和四级生物安全实验室的室内净高不宜低于 2.6m"，二级生物安全实验室可以参照执行，如果实验室设置 1 台 B2 型生物安全柜（排风量 $1500m^3/h$），按房间换气次数 $30h^{-1}$ 计算（换气次数过大的话，房间需要较多的送、排风口，否则会有较强的吹风感），则所需实验室面积为 $1500 \div 2.6 \div 30 \approx 19.2$（$m^2$），即给出的建议是如果实验室设置 1 台 B2 型生物安全柜，实验室面积不宜小于 $20m^2$。需要说明的是，该案例计算给出的 $30h^{-1}$ 换气次数为经验值，对某一具体工程项目未必适用，合理数值需要设计院通过数值模拟计算或实验测试给出。

2.3　安装

2.3.1　位置要求

生物安全柜的现场安装应考虑操作、安装和维护等方面的要求，可参照《生物安全柜》JG 170—2005 的有关要求。

（1）生物安全柜安装位置宜能保证前面板前有不小于 1000mm 的人员活动空间，如图 2-10 所示。

（2）生物安全柜背面、侧面与墙面或其他家具、设备的距离不宜小于 300mm，顶部与吊顶的距离不应小于 300mm，如图 2-11 所示。

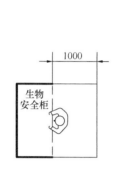

图 2-10　生物安全柜前面
空间示意图

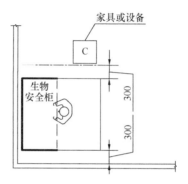

图 2-11　生物安全柜与墙面或
其他家具、设备距离示意图

（3）生物安全柜前面板与对侧墙之间的距离不宜小于 2000mm，如图 2-12 所示。

（4）生物安全柜前面板与对侧实验台之间的距离不宜小于 1500mm，生物安全柜侧面与垂直方向实验台之间的距离不宜小于 1000mm，如图 2-13 所示。

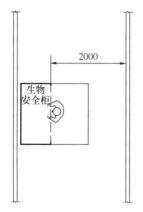

图 2-12　生物安全柜与对侧
墙距离示意图

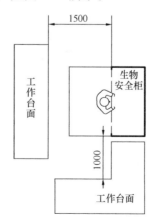

图 2-13　生物安全柜与实验
台距离示意图

（5）两台生物安全柜相对布置时，其前面板之间的距离不宜小于 3000mm，两台生物安全柜相邻布置时，其侧面板之间的距离不宜小于 1000mm，如图 2-14 所示。

（6）两台生物安全柜垂直布置时，其中一台生物安全柜的前面板与另一台生物安全柜侧面间距不宜小于 1200mm，如图 2-15 所示。

（7）生物安全柜的位置应尽量避开实验室内人员的行走路线，以避免人员走动影响生物安全柜前面板气流。生物安全柜的位置应避免前面板距离送风设备过近，以避免影响生物安全柜前面板气流。

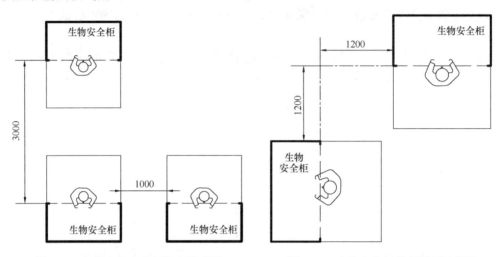

图 2-14　相邻生物安全柜距离示意图　　图 2-15　生物安全柜垂直距离示意图

（8）生物安全柜应尽量避免放置于实验室的门口，生物安全柜前面板与房门间距不宜小于 1500mm，生物安全柜侧面与房门间距不宜小于 1000mm，如图 2-16 所示。

此外，生物安全柜的现场位置应避免送风口对生物安全柜吸入水平气流造成横向或纵向干扰，核心工作间气流组织应与生物安全柜操作窗口吸入气流方向一致，如图 2-17 所示。

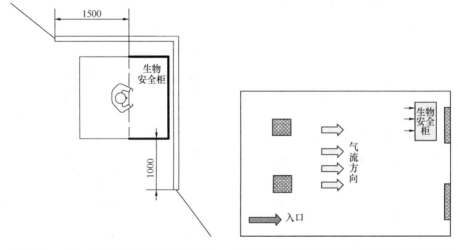

图 2-16　生物安全柜与房门距离示意图　　图 2-17　房间定向流与生物安全柜操作窗口
吸入气流方向一致示意图

2.3.2　排风连接方式

在生物安全实验室中，A2 型以及 B2 型生物安全柜在实际中使用较多。A2 型生物安全柜为 30％的气流外排，常见问题为安全柜排风方式问题。A2 型安全柜可以外接排风风管（风管直连），也可以向室内排风，此时要求 A2 型生物安全柜的排风口紧邻房间排风口，或通过连接排风风管的局部排风罩的形式罩住安全柜排风口，连接方式如图 2-18 所示，该方式为推荐的生物安全柜排风连接方式。

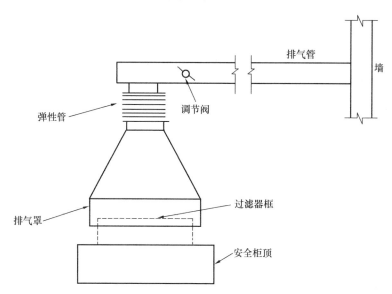

图 2-18　推荐的 A2 型生物安全柜排风连接方式

B2 型生物安全柜为 100％外排，需要外接排风风管，建设阶段要求如下：

（1）通风系统设计要求考虑 B2 型生物安全柜的排风量、新风补风量问题；

（2）排风系统设计充分考虑克服安全柜、管道、阀门等阻力，否则需要设置助力风机，避免出现因排风量不足，生物安全柜无法启动的问题；

（3）生物安全柜启停与通风系统的连锁控制问题，要防止排风量不足时生物安全柜的送风机却继续工作，致使生物安全柜内气溶胶倒流至室内；

（4）预留消毒和检测接口，预留生物安全柜维护操作空间。

2.3.3　生物安全柜安装后调试及测试

在生物安全柜安装完成和使用前需要对其进行调试和测试。作为测试的一部分，应通过以下初步检查，以确保生物安全柜安装的所有方面都已完成，并准备好进行测试。

（1）检查生物安全柜的安装；

（2）确保生物安全柜的底座已水平；

（3）检查生物安全柜的排风连接（如果有安装）；

（4）检查生物安全柜各个阀门的安装（如果有安装），并确保标签面向前方并可视。

完成初步检查之后，即可对生物安全柜进行调试和测试，在投入使用之前应按现行行业标准《实验室设备生物安全性能评价技术规范》RB/T 199 的要求进行现场检测，确保符合标准要求才能投入使用。

现场检测项目至少应包括：垂直气流平均速度、气流模式、工作窗口气流平均速度、送风高效过滤器检漏、排风高效过滤器检漏、柜体内外的压差（适用于Ⅲ级生物安全柜）、工作区洁净度、工作区气密性（适用于Ⅲ级生物安全柜）。另外建议检测噪声、照度，还要考虑生物安全柜消毒验证的问题。

2.3.4　验收要求

在进行验收前，生物安全柜应安装、调试、检测完毕，供货商应提供的材料包括但不限于以下内容：

（1）厂家使用说明书；

（2）厂家装箱清单；

（3）厂家检验合格证：要有制造厂名称、产品名称及型号、检验日期和检验员代号等；

（4）安装完毕后的生物安全柜性能检验报告，应包括但不限于以下检验项目：排风高效过滤器检漏、送风高效过滤器检漏、工作窗口气流风速、垂直气流风速、工作窗口气流流向、工作区洁净度、噪声、照度。

2.4　运行维护

2.4.1　注意事项

清洁生物安全柜时必须假定所有区域都有污染，所以也要格外小心谨慎。所有维护设备的人员都必须遵守以下安全注意事项：

（1）根据健康与安全部门的要求，佩戴安全眼镜或额外的眼睛和面部保护；

（2）根据使用的特定清洁或消毒化学品的安全说明要求，佩戴手套和额外的皮肤保护；

（3）不触摸风扇叶片或鼓风机轮；

（4）不碰触高效过滤器，任意接触都可能会导致过滤器的损坏，导致其不能正常工作和保持安全条件。

2.4.2　生物安全柜维护基本操作

1. 清洁前窗

进行清洁时，可将前窗降到关闭位置之下，利用照明室和前窗之间的间隙，对前窗上部进行清洁和消毒。对前窗的清洁可选用商品化的玻璃清洁剂。

2. 清洁工作盘

将工作盘取出后用温水混合的中性洗涤剂彻底去除污渍和沉积物，用干净的布和足量的水擦拭，最后除去清洁用的液体，等表面干燥后安装回原处。

3. 清洁底盘

流入格栅的溢出物可通过清洗底盘来清除。先将工作盘取出后再取出底盘，其余步骤与清洁工作盘一致。

4. 检查紫外灯

紫外线杀菌灯随着时间的推移而失效,当其在工作表面的强度在 253.5nm 波长下下降到 $40\mu W/cm^2$ 以下时,就应更换。

需要经常使用紫外照度计在工作台面的几何中心测量其强度,视觉上的外观并不能表明紫外线的有效性。

5. 其他问题

设备安装好后应向厂家索取维护培训,并取得厂家的维护认可。

更换电器元件、高效过滤器等的维护工作应联系厂家进行操作。

2.4.3　维护周期

为延长生物安全柜的使用寿命以及正常运行,合理的周期性维护格外重要。各个维护项目的维护周期可分为每周、每月与每年,具体可见表 2-5。

生物安全柜维护周期

表 2-5

维护周期	维护项目	维护内容
每周	清洁维护	安全柜内部清洗和消毒(使用合适的化学消毒剂)
		对操作面板进行消毒和清洗
		使用合适的玻璃清洁剂清洁前窗以及紫外灯
每月	外观及配置	检查操作窗的把手、插座、龙头等附件是否在位
		外观是否受损
	清洁维护	清洁安全柜内腔
		打开柜内的操作台面,检查集液槽内是否有垫料、实验耗材、动物饲料、动物毛发等杂物并清洁集液槽
	性能检查	对安全柜各项功能经常检查:开关机、照明、紫外灯(如有)
		对安全柜窗口高度、送/排风机连锁、排风量及风速不达标等报警功能进行检查
		显示面板上各项指示参数(风速、压力、高效阻值等)
每年	终末消毒	指示菌片有效杀灭
	年度检测	下降气流流速 0.25~0.5m/s
		流入气流流速≥0.5m/s

维护周期	维护项目	维护内容
每年	年度检测	洁净度≥0.5μm：3.5粒/L；≥5μm：0粒/L
		噪声≤67dB（A）
		照度≥650lx
		气流模式符合《Ⅱ级生物安全柜》YY 0569—2011第5.4.9条的要求
		高效过滤器完整性/检漏合格
	更换配件后检测	按照年度检测项目对应补充检测
	安全柜所在的空调系统维护（B2）	年度检测前对相连接的通风系统进行维护，对风量、风压、风机连锁、房间压力、工况等进行调整

2.5　风险评估及风险控制

依据《实验室　生物安全要求》GB 19489—2018 "第3章　风险评估及风险控制要求" 第3.1.1条的要求，风险评估需要考虑 "设施、设备相关风险"。依据现有国内外相关标准和指南要求，"风险管理" 是指导和控制病原微生物实验的协调活动。风险评估是风险管理的重要环节，是制定实验室风险应对措施的基础。参照《病原微生物实验室生物安全风险管理指南》RB/T 040—2020 对风险管理过程的实施过程描述，首先对生物安全柜进行风险识别。

生物安全柜的主要风险因素为排风高效空气过滤器（HEPA）泄漏、工作窗口气流反向、工作窗口风速偏低等。其中前两个风险因素出现任何一项时，可能会导致生物安全柜内的病原微生物外泄的风险；最后一个风险因素出现时，可能会导致操作对象（样品）被污染的风险。

利用风险矩阵方法进行风险分析和评价。风险评价通常应由实验室风险评估小组共同研究，根据实验室情况明确各种风险等级。实验室针对风险等级采取风险应对措施，消除风险，达到可接受程度。风险应对措施可以具体为设备定期检查或检测、人员培训、个体防护措施等，通常上述措施或者要求应纳入实验室生物安全管理体系中，并通过操作规程和记录表单等确保风险应对措施的有效落实。

表2-6给出了生物安全柜主要风险因素的风险评估及应对措施，需要指出的是表中给出的这些风险主要是针对生物安全柜在生物安全性能方面存在的主要风险，也包括部分设备部件或构件自身的机械故障风险，但零部件机械故障方面的风险列出得并不全面，实验室应根据对其运行机理及部件构造认识的增加，逐步完善这部分风险评估及控制。风险分析和评价参照了《病原微生物实验室生物安全风险管理指南》RB/T 040—2020 附录B。

表 2-6

生物安全柜风险评估及应对措施

序号	风险识别	风险评估			风险应对	剩余风险	对应的管理体系文件	备注（风险发生的可能原因）
		风险分析		风险评价				
		风险可能性	风险后果	风险等级				
1	排风高效过滤器泄漏	可能发生	影响重大	高	依据相关标准进行年度检测验证。确保符合要求。检测时机至少包括：安装后投入使用前、更换高效空气过滤器或内部伴维修后、年度的维护检测	低	《生物安全柜安全检查和维护保养操作规程》	新设备：高效过滤器滤芯或安装边框泄漏；既有设备：因使用时间长或消毒等原因，滤材或胶粘胶老化；因维修在顶棚安装时灯具等设备、螺丝刀等工具无意中刺破了过滤器
2	工作窗口气流反向	可能发生	影响重大	高	实验人员每次实验前用丝线法目测气流流向；依据相关标准进行年度检测验证。确保符合要求。检测时机至少包括：安装后投入使用前、更换高效空气过滤器或内部伴维修后、年度的维护检测；实验室维保人员定期检查、通过丝线法或发烟法检查验气流流向，发现问题及时检修	低	同上	新设备：供货商未进行有效的初始调试；既有设备：因使用时间长、排风高效因、或排风阀开度不够等原因，号致排风不够、安全柜腔体内出现正压
3	工作窗口风速偏低	很可能发生	影响较大	高	实验室维保人员定期检查；依据相关标准进行年度检测验证。确保符合要求。检测时机至少包括：安装后投入使用前、更换高效空气过滤器或内部伴维修后、年度的维护检测	低	同上	新设备：供货商未进行有效的初始调试；既有设备：因使用时间长、排风高效因、或排风阀开度不够等原因，号致排风不够、或垂直气流风速过大
4	工作区洁净度达不到百级要求	可能发生	影响重大	高	实验室维保人员定期检查；依据相关标准进行年度检测验证。确保符合要求。检测时机至少包括：安装后投入使用前、更换高效空气过滤器或内部伴维修后、年度的维护检测	低	同上	送风高效过滤器泄漏，或垂直气流风速偏小

续表

序号	风险识别	风险评估			风险应对	剩余风险	对应的管理体系文件	备注（风险发生的可能原因）
		风险分析		风险评价				
		风险可能性	风险后果	风险等级				
5	垂直气流平均风速偏小	很可能发生	影响较大	高	依据相关标准进行年度检测验证，确保符合要求。检测时机至少包括：安装后投入使用前、更换高效空气过滤器或内部部件维修后、年度的维护检测	低	同上	新设备：供货商未进行有效的初始调试；既有设备：因使用时间过长、送风高效过滤器堵塞
6	噪声大	可能发生	影响一般	中	实验室维保人员定期检查；依据相关标准进行年度检测验证，确保符合要求。检测时机至少包括：安装后投入使用前、更换高效空气过滤器或内部部件维修后、年度的维护检测	低	同上	新设备：设备自身性能问题，或供货商未进行有效的初始调试；既有设备：因使用时间长、高效过滤器堵塞，送风或排风运行功率加大，噪声升高
7	照度低	可能发生	影响一般	中	实验人员使用前关注；实验室维保人员定期检查；依据相关标准进行年度检测验证，确保符合要求。检测时机至少包括：安装后投入使用前、更换高效空气过滤器或内部部件维修后、年度的维护检测	低	同上	新设备：设备自身性能问题；既有设备：因使用时间长、照明灯具老化，性能达不到标准要求
8	零部件更换前消毒不彻底、引发维保人员感染	可能发生	影响较大	中	零部件更换前进行消毒并对消毒效果进行验证；维保人员穿戴合适的个体防护	低	同上	

第3章 压力蒸汽灭菌器

3.1 概述

压力蒸汽灭菌器是所有灭菌器中历史最久、应用最广的灭菌设备之一，适用于耐高温、耐高湿物品的灭菌，也适合处理被微生物污染的污水和固体废弃物。在洁净实验室、微生物实验室和生物安全实验室中，压力蒸汽灭菌器是最基础的设备，特别是在生物安全实验室中使用压力蒸汽灭菌器有其特殊要求。

3.1.1 工作原理

热力消毒灭菌是最为常用的杀灭微生物的物理手段，因为高温对微生物有明显的致死作用，高温使微生物的蛋白质变性或凝固，酶失去活性，从而导致微生物死亡。热力灭菌也是最可靠、最成熟、普遍应用的灭菌方法，通常包括干热灭菌和湿热灭菌两种方法。在同样的温度条件下，湿热灭菌的效果要好于干热灭菌，究其原因有以下3个方面：一是蛋白质凝固所需的温度与其含水量有关，含水量越大，发生凝固所需的温度越低。湿热灭菌时微生物菌体蛋白质可吸收水分，因而比在同一温度下的干热空气中更易于凝固。二是湿热灭菌过程中蒸汽放出大量潜热进一步提高温度，同一温度下湿热灭菌所需的时间比干热灭菌短。三是湿热气体的穿透力比干热气体强，故湿热灭菌比干热灭菌的效果好。

压力蒸汽灭菌是最典型、最常用，也是最可靠的高温湿热灭菌方法。它利用高温高压蒸汽杀灭微生物，高压蒸汽可以杀死包括细菌的芽孢等在内的耐高温的一切微生物，高温高压灭菌的直接因素是温度而不是压力，但灭菌时蒸汽的温度随着蒸汽压力的增加而升高，通过增加蒸汽压力，灭菌所需的时间可大大缩短。对于大多数耐高温高压、不怕潮湿的物品，如防护服、手术器械、实验器材、细菌培养基等，下列组合可以确保正确装载的压力蒸汽灭菌器的灭菌效果：134℃、4～6min；121℃、30min；115℃、40min。高压蒸汽灭菌的关键问题是为热的传导提供良好条件，而其中最重要的是使冷空气从灭菌器中顺利排出。因为冷空气的导热性差，阻碍蒸汽接触灭菌物品，并且还可降低蒸汽分压使之不能达到应有的温度。

压力蒸汽灭菌器使用的热源可以是外来的管道蒸汽，也可以是压力蒸汽灭菌器配套自带的电蒸汽发生器产生蒸汽，小型手提式压力蒸汽灭菌器可以通过电炉、燃气加热锅内的水产生蒸汽。通常情况下，大型压力蒸汽灭菌器较多使用外来管道蒸汽，气源比较充足，但是如果气源距离使用终端较远，管道太长，蒸汽饱和度不足，会产生较多冷凝水，进入灭菌器前的蒸汽管道上需要安装粗过滤装置和疏水装置，启动灭菌器前要先排放干净管道内的冷凝水。如果自带蒸汽发生器，要提供软化水或纯化水和较大功率的动力电源。

3.1.2　分类

根据排放冷空气的方式不同，压力蒸汽灭菌器分为下排式和预真空式。下排式压力蒸汽灭菌器也称为重力置换式压力蒸汽灭菌器，其利用重力置换原理，蒸汽在压力作用下进入灭菌器内，从上而下将冷空气由下排气阀排出，排出的冷空气由蒸汽取代，利用蒸汽释放的潜热使物品达到灭菌目的。预真空式压力蒸汽灭菌器的灭菌原理是利用机械抽真空的方法，使灭菌腔内形成负压，蒸汽得以迅速穿透物品内部，达到灭菌目的。

另外，还有一种手提压力锅式蒸汽灭菌器，通过电力、燃气或其他燃料来加热，通过加热压力容器底部（隔层）的水产生蒸汽，由下而上置换冷空气并经排气孔排出，当所有冷空气排出后，关闭排气孔阀门，缓慢加热使压力和温度上升到安全阀预置的水平后开始记录灭菌时间，灭菌结束后关闭电源或燃气开关停止加热，让温度自然下降到 60℃ 以下再打开盖子，取出物品。

根据压力蒸汽灭菌器的结构和形状特征，有立式、卧式和台式之分，卧式和台式压力蒸汽灭菌器还有单门和双门之分。传统的压力蒸汽灭菌器多为单门，随着对无菌操作和生物安全的要求越来越严，双侧开门的压力蒸汽灭菌器越来越多，比如有明确划为清洁区（辅助工作区）、污染区（防护区）之分的制药洁净厂房、洁净病房和生物安全实验室。双门分别处于潜在污染程度（或洁净度）不同的两个区域，而且要求双侧门呈互锁关系，不能同时打开。在生物安全实验室（三级以下未作要求）中，压力蒸汽灭菌器穿越两个区域的墙体必须确保生物密封性；从防护区装载污染物品后，必须经过一个有效的灭菌程序后，卸载侧门才能打开。

普通的压力蒸汽灭菌器一般不考虑排出的冷空气和冷凝水对环境的污染，不需要对排出的空气和冷凝水进行消毒或过滤处理。但如果高压灭菌有传染性的物品时，需要对排出的冷空气和冷凝水进行处理，特别是高等级生物安全实验室的压力蒸汽灭菌器在排气管道上要安装耐高温、疏水型高效过滤装置，并对冷凝水收集和高压灭菌，因此又称为生物安全型压力蒸汽灭菌器。

3.1.2.1　下排气式压力蒸汽灭菌器

下排气式压力蒸汽灭菌是利用重力置换原理，使热蒸汽在压力作用下进入灭菌器中，从上而下将冷空气由下排气孔（装有 HEPA）排出，排出的冷空气全部由饱和蒸汽取代，蒸汽的压力增高，温度也随之增高，利用蒸汽释放的潜热使物品达到灭菌的要求。通常情况下，在约 102.9kPa（1.05kg/cm²）的压力下，温度为 121℃，维持 20～30min，即能杀死包括具有顽强抵抗力的细菌芽孢在内的一切活微生物，达到灭菌目的。不同温度条件下压力蒸汽灭菌所需的时间见表 3-1。

不同温度条件下压力蒸汽灭菌所需的时间（单位：min）　　　　表 3-1

物品种类	121℃下排气	134℃预真空	134℃脉动真空
硬物裸露	15	3～4	3～4
硬物包裹	20	4～6	4～6
织物包	30	4～6	4～6
瓶装液体	30	4～6	4～6

3.1.2.2　预真空式压力蒸汽灭菌器

预真空式压力蒸汽灭菌是利用机械抽真空的方法，在蒸汽进入前使冷空气先从灭菌器中排出，灭菌柜室内形成负压，蒸汽得以迅速穿透到物品内部进行灭菌。根据抽真空的次数，又可分为预真空和脉动真空两种。后者利用真空控制系统、经预抽真空及有限脉动抽取，在通入蒸汽前有一预处理阶段，即灭菌室内抽负压达到 2.0～2.7kPa，通过压力蒸汽循环，强制以饱和蒸汽替换残余空气，冷空气和蒸汽通过一个装有 HEPA 的排气阀排出，可以保证灭菌室内的蒸汽分布均匀，因而避免了因内部冷空气排出不彻底而导致的灭菌效果不稳定等问题。配套增加真空系统和空气过滤系统，灭菌程序由电脑控制完成，灭菌效果更可靠。到达灭菌时间后，抽真空使灭菌物品迅速干燥，对需灭菌的物品损害较小，对于多孔性物品的灭菌效果很理想，但不能用于瓶装液体的高压灭菌。

预真空式压力蒸汽灭菌器的蒸汽压力为 205.8kPa（2.1kg/cm²）时，温度可达 132～135℃，具有灭菌周期短、效率高、节省人力、时间和能源等优点，灭菌时间需 4～6min，完成整个灭菌周期只需约 25min，对物品的包装、摆放要求不高，而且真空状态下物品不易被氧化损坏。其缺点是设备昂贵，维修费用较高，存在小装量效应，即如果灭菌物品放得过少，灭菌效果反而较差。

3.2　选型

3.2.1　国内标准要求

根据《实验室　生物安全通用要求》GB 19489—2008，按照不同实验室的类型，提供了压力蒸汽灭菌器的选型指导，具体见表 3-2。

《实验室　生物安全通用要求》GB 19489—2008 中对压力蒸汽灭菌器的选型要求　　表 3-2

序号	实验室级别	条文号	条款内容	动物实验室推荐参考条款			
				ABSL-1	ABSL-2	ABSL-3	ABSL-4
1	BSL-1	6.1.22	必要时，应配备适当的消毒灭菌设备	√			
2	BSL-2	6.2.5	应在实验室或其所在的建筑内配备高压蒸汽灭菌器或其他适当的消毒灭菌设备，所备的消毒灭菌设备应以风险评估为依据		√	√	
3	BSL-3	6.3.5.1	应在实验室防护区内设置生物安全型高压蒸汽灭菌器。宜安装专用的双扉压力蒸汽灭菌器，其主体应安装在易维护的位置，与围护结构的连接之处应可靠密封			√	√
		6.3.5.2	对实验室防护区内不能高压灭菌的物品应有其他消毒灭菌措施				

续表

序号	实验室级别	条文号	条款内容	动物实验室推荐参考条款			
				ABSL-1	ABSL-2	ABSL-3	ABSL-4
4	BSL-4	6.4.6	应在实验室的核心工作间内配备生物安全型压力蒸汽灭菌器；如果配备双扉压力蒸汽灭菌器，其主体所在房间的室内气压应为负压，并应设在实验室防护区内易更换和维护的位置				√
		6.4.14	适用于4.4.2的实验室，应在Ⅲ级生物安全柜或相当的安全隔离装置内操作致病性生物因子，同时应具备与安全隔离装置配套的物品传递设备以及生物安全型高压蒸汽灭菌器				

3.2.2　国外标准要求

在加拿大《实验室生物安全指南》中明确罗列了各种类型实验室中压力蒸汽灭菌器的选型指南，具体见表3-3。

加拿大《实验室生物安全指南》中对压力蒸汽灭菌器的选型指南　　　表3-3

序号	防护水平				防护设施要求
	1	2	3	4	
防护设施					
1	○	●			高压灭菌设备以及其他污物处理设备
2			●	●	双扉压力蒸汽灭菌器应当与防护区进行生物密封，并且锅体在防护区之外以便于维护
3			●		双扉压力蒸汽灭菌器应当有互锁装置，或者有报警提示防止两侧的门同时打开
4				●	双扉压力蒸汽灭菌器应当有互锁装置和报警装置，防止两侧的门同时打开
5			●	●	应当有设备和技术对于不能进行高压灭菌的物品进行灭菌处理
6			●	●	所有的穿墙的设备或者设施都应该进行有效密封
7			●	●	所有的管线也应当进行有效密封
实验室后勤设施					
1			●	●	压力蒸汽灭菌器的排水应当密封

3.2.3　选型步骤

压力蒸汽灭菌器选型一般可分为三个步骤。首先需要确定压力蒸汽灭菌器使用的实验室类型，根据现行国家标准《实验室　生物安全通用要求》GB 19489 中对于不同类型实验室适用不同种类的压力蒸汽灭菌器的要求确定压力蒸汽灭菌器的类型；其次根据实验室的工艺要求（如单次需经高压灭菌处理器消毒处理物品的量、适当的冗余等），选择压力、蒸汽灭菌器的台数和容量；最后结合整体实验室围护结构、设计位置等要求，确定适用的压力蒸汽灭菌器数量和型号，同时设计工艺时应考虑相关排水管道、蒸汽管道、过滤装置等配置需求。

3.2.4　注意事项

压力蒸汽灭菌器在选型设计阶段时，应注意以下问题：

（1）应阻止或最大限度地限制操作人员与感染性物品间的接触（灭菌器的配件、放置物品的架子），实现最大化物理隔离；

（2）设备的设计、布局安装、使用应便于操作，易于维护、清洁、清除污染和质量检验；

（3）设备的技术指标、性能、质量等必须满足生物安全要求；

（4）根据实验室生物安全防护级别及处理废弃物风险、数量、时长等因素，适当考虑冗余量；

（5）双扉压力蒸汽灭菌器是与建筑物施工关系密切的工艺设备，要在工艺设计阶段就提出明确的技术（安装条件等）要求，并优化选型。

3.3　安装

3.3.1　安装要求

《实验室　生物安全通用要求》GB 19489—2008 中指出：三、四级生物安全实验室的防护区内应设置生物安全型高压蒸汽灭菌器，宜安装专用的双扉高压蒸汽灭菌器。双扉高压蒸汽灭菌器的特点是具备两道门，通常一侧处于防护区，另一侧处于辅助工作区。两道门为互锁状态，正常运行时不能同时打开，在生物安全实验室中，关闭灭菌器防护区一侧的门后，必须完成一个有效的灭菌程序后，辅助工作区一侧的门才能开启；而当实验清洁物品需要通过灭菌器进入实验室时，则在关闭辅助工作区一侧的门后，无需经过灭菌程序即可打开防护区一侧的门，拿出物品。

3.3.2　安装方式

使用于三、四级生物安全实验室的高压蒸汽灭菌器，基本均为嵌入式安装方式，具体可参考图 3-1。

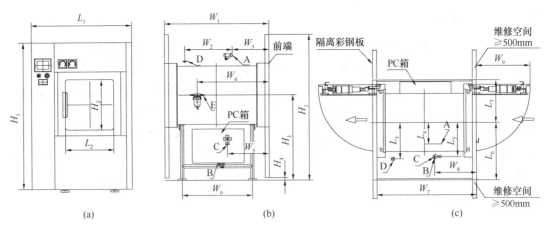

图 3-1 嵌入式安装方式示意图

（a）正视；（b）侧视；（c）俯视

A—夹层进汽口；B—水进口；C—泵排汽水口；D—内室进汽口；E—压缩气口

3.3.3 注意事项

双扉高压蒸汽灭菌器的安装要注意以下几点：

1. 生物密封性

双扉压力蒸汽灭菌器穿墙安装时必须保证锅体与墙体（围护结构）连接处的可靠密封（图 3-2、图 3-3），其生物密封性要至少满足所在房间围护结构的密封性要求。

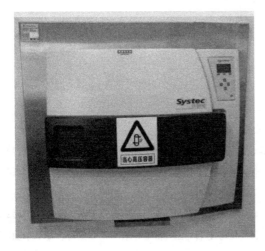

图 3-2 双扉压力蒸汽灭菌器穿墙安装及生物密封（一）

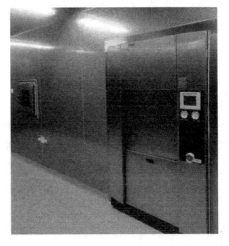

图 3-3 双扉压力蒸汽灭菌器穿墙安装及生物密封（二）

2. 散热问题

双扉压力蒸汽灭菌器在正常工作时会产生大量热量，引起局部气流的变化，因而实验室应考虑双扉压力蒸汽灭菌器的安装位置，使其尽量远离生物安全柜等安全隔离装置，以免影响安全隔离装置的气流。另外，双扉压力蒸汽灭菌器箱体所在房间应具备通风散热条件。

3. 维护和操作便利性

《实验室　生物安全通用要求》GB 19489—2008 要求双扉压力蒸汽灭菌器的主体应安装在易维护的位置，主体两侧建议至少预留 50～60cm 的空间（或两侧墙体预留检修门），便于维护；主体两端所在房间应尽量留有较大空间，方便装卸载车的操作。

4. 设备所在房间防护要求

根据《实验室　生物安全通用要求》GB 19489—2008 第 6.4.6 条的要求，四级生物安全实验室内配置的双扉压力蒸汽灭菌器，其主体所在房间的室内气压应为负压，并应设在实验室防护区内易更换和维护的位置。

3.3.4　验收要求

在进行验收前，压力蒸汽灭菌器应安装、调试、检测完毕，供货商应提供的材料包括但不限于以下内容：

（1）厂家使用说明书；

（2）厂家装箱清单；

（3）厂家检验合格证：要有制造厂名称、产品名称及型号、检验日期和检验员代号等；

（4）安装完毕后的压力蒸汽灭菌器性能检验报告，检验项目应包括但不限于灭菌效果检测、B-D 检测、压力表和安全阀检定、温度传感器和压力传感器校准（必要时）。

3.4　运行维护

3.4.1　日常运行

3.4.1.1　待灭菌物品包装

（1）包装材料应允许蒸汽的渗入和利于物品内部的空气排出。普通铝盒、不锈钢盒或搪瓷盒（带盖）不能用于装放待灭菌物品，最好用带通气孔的器具装放。

（2）使用新的包装材料，应先用生物指示剂验证灭菌效果后方可使用，常用的包装材料有棉布、无纺布、牛皮纸、带孔的金属或玻璃容器等。

（3）包装体积大小：下排气式压力蒸汽灭菌器物品包装，体积通常不得超过 30cm×30cm×25cm；预真空和脉动真空式压力蒸汽灭菌器物品包装，体积通常不得超过 30cm×30cm×50cm。如果大于上述体积，应适当延长灭菌时间并做好灭菌效果监测。

（4）污染废弃物塑料（专用灭菌袋）包装，收口不宜扎得太紧，如使用两层（含）以上的包装，外层包装最好不扎，如非扎不可，应先用生物指示剂验证灭菌效果。

（5）器皿类物品尽量单个包装，并将盖打开，剪刀、血管钳等应充分撑开以暴露物品的各个表面。

3.4.1.2　物品装载

（1）装载容积：下排气式压力蒸汽灭菌器的装载容量一般不超过灭菌腔容量的 80%；预真空和脉动真空式压力蒸汽灭菌器的装载容量一般不超过灭菌腔容量的 90%，且不得小于灭菌腔容量的 5%，以防止"小装量效应"，因残留空气影响灭菌效果。

（2）尽量同类物品一起灭菌，由于各类物品的材质、性能不同，所需的受热时间、灭菌温度、排气方式也不同。如需混装时，必须以最难达到灭菌物品所需的温度和时间为依据进行灭菌。

（3）软质物品（纱布、棉球等）与硬质物品（器械、玻璃制品等）同时灭菌时，应将软质物品放在上层、硬质物品放在下层。

（4）物料包应平稳放在搁架上，大包（最难灭菌的）、织物包放上层，小包（较易灭菌的）、金属物品放下层。包与包之间留有空隙，腔内上下、左右均应留有一定间隙，以利于蒸汽的顺利流通和置换空气。

（5）液体的装放：装有液体、培养基的容器，应盖带通气孔的盖子或在封闭的瓶盖上安装过滤装置，灭菌时间按其装量而设定。

（6）装载容器要具有良好的热渗透性，小口容器应开口向下或侧放，以利于蒸汽置换。

3.4.1.3 灭菌工艺流程

以脉动真空式压力蒸汽灭菌器为例，灭菌系统通常内置多孔渗透物灭菌程序（porous loads）、液体灭菌程序（fluids/media cycle）、载物热穿透试验程序（BowieDick cycle）和自动真空泄漏率检测程序（auto leak rate test cycle）。

1. 多孔渗透物灭菌程序

多孔渗透物灭菌程序应用于各类金属、玻璃、塑料器具以及防护服等多孔织物。灭菌程序基本包括以下过程：

（1）设备准备阶段：设备处于待机状态，蒸汽、压缩空气、软化水、纯化水等工况条件准备完成，装载侧与卸载侧的门已关闭，程序处于可执行状态（部分类型的灭菌器此阶段已经自动向灭菌器夹套通入蒸汽提前预热灭菌器）。

（2）系统自检阶段：选择后灭菌程序，控制系统自动检测所有数字量（模拟量）输入、输出模块，确认没有错误后，转入下一个阶段；如有错误，控制面板上将显示错误信息，程序退回准备阶段。

（3）自动锁门阶段：通过压缩空气或高温蒸汽进入双侧门的密封腔体，门密封橡胶圈被挤压并压紧在门上，以保证灭菌腔体的密封性。此时，部分类型的灭菌器开始自动向灭菌器夹套通入蒸汽预热灭菌器，以保证灭菌腔体外围是一个稳定的热环境。当门密封压力探头检测到门密封腔体压力达到设定值后，便自动转入下一个阶段。

（4）真空脉冲阶段：压力蒸汽灭菌器的灭菌效果是建立在饱和蒸汽的效果上的，脉动真空压力蒸汽灭菌器的真空脉冲阶段就是通过蒸汽将灭菌器腔体和装载物中的空气置换排出，排气通过一台水环真空泵来实现。程序进入真空脉冲阶段后，水环真空泵启动，开始对灭菌腔体抽真空，当灭菌腔体内的负压达到低压设定值，延时几分钟后停止抽真空，此时高温蒸汽进入灭菌腔体内。当灭菌腔体内的压力达到设定高压值（一般为出厂设定）后，停止进入蒸汽，再启动水环真空泵对灭菌腔体内抽真空，多次反复以上动作，直至设定的脉动次数（通常为5~6次）。通过多次真空脉冲，将灭菌腔体内的冷空气几近全部排出后，自动转入下一个阶段。

（5）加热升温阶段：通过多次脉冲后，灭菌器夹套继续自动通入蒸汽，以保证灭菌腔外围稳定的热环境，灭菌腔体内的蒸汽压力靠蒸汽进气阀的PID模块调节控制，逐步稳定上升，当灭菌腔体内的温度达到设定的灭菌温度后，延时计时开始，继续对灭菌载物加热升温，保证所有灭菌载物的温度真正达到设定的灭菌温度。延时计时结束后，系统将转入灭菌阶段。在此阶段，灭菌腔体内将产生冷凝水，灭菌器腔体底部的自动排水阀通过PLC控制，实时排出高温蒸汽冷凝水。生物安全型压力蒸汽灭菌器（三、四级生物安全实验室使用）要求高压灭菌期间产生的冷凝水应具备回收装置和再灭菌条件，经过高压灭菌后才能排放。

（6）灭菌阶段：程序进入灭菌阶段后，开始灭菌计时。蒸汽进气阀继续PID调节控制进气量，灭菌腔体温度一般控制在灭菌温度之上1～2℃。蒸汽进气阀通过PID调节控制，可以达到非常精确的灭菌温度控制，误差通常不超过1℃。灭菌计时完成后，自动转入真空干燥阶段。

（7）真空干燥阶段：灭菌计时完成后，系统自动将灭菌腔体蒸汽排出，在干燥灭菌物品的同时，可降低灭菌腔内和物品的温度，达到冷却的目的。系统进入真空干燥阶段后，水环真空泵启动，开始对灭菌腔体抽真空，在维持一段时间的低压环境后，灭菌载物得到干燥。干燥时间结束后，水环真空泵停止运行，系统转入平衡阶段。

（8）平衡阶段：进入平衡阶段后，空气或压缩空气经过HEPA过滤后进入灭菌腔体内，腔体压力上升至与外界压力平衡时，转入下一个阶段。

（9）卸载侧门密封解除阶段：双扉压力蒸汽灭菌器，特别是在三、四级生物安全实验室使用的生物安全型压力蒸汽灭菌器，是要求在装载侧装载污染物品后，必须经过一个有效的灭菌程序后，卸载侧门才能打开。卸载侧门密封解除或打开的同时，装载侧门的密封是不能解除的。只有当物品卸载且卸载侧门关闭后，装载侧门的密封才可解除或打开；相反，在装载侧门的密封解除或打开时，卸载侧门的密封无法解除或打开。

（10）灭菌程序结束：灭菌程序结束后，系统停止运行，关闭所有给水、气（汽）阀门，打印完整的灭菌记录并保存。

2. 液体灭菌程序

液体灭菌程序适用于培养液、水、缓冲溶液等液体的高压灭菌，液体应盛入耐高温高压的容器内，容量不超过容器体积的3/4，瓶口采用纱布或棉塞或专用通气瓶塞；温度探头应悬挂于液体容器的中央位置，或放置在专用容器（盛有液体）的中央位置（容器的传热系数要低于或等于盛装待灭菌液体的容器）。液体灭菌程序区别于多孔渗透物灭菌程序之处有以下几点：

（1）高压液体不能采用脉动蒸汽置换，否则容器内液体会被抽出。

（2）在加热升温阶段，容器内液体升温慢，容器内压力上升滞后于灭菌腔内压力。对于密闭容器，在脉动蒸汽置换阶段，容器内外压力交替变换，因此要选择合适的耐压容器，设置合理的蒸汽置换压力。

（3）冷却阶段。替代多孔渗透物灭菌程序的真空干燥阶段，压缩空气进入灭菌腔内，补偿冷却时灭菌腔内下降的压力，以保持液体容器内外的压力尽可能一致，防止容器破碎，也防止溶液继续沸腾。还可以采用慢排气的方式逐步泄压、降温，但溶液自然冷却时间较长，快速冷却的方法通常是将冷却水通入夹套中。

3. 载物热穿透试验程序

载物热穿透试验和自动真空泄漏率检测是预真空式压力蒸汽灭菌器日常使用中必须进行的检测程序，载物热穿透试验简称"B-D测试"，专用于测试预真空式压力蒸汽灭菌器中的冷空气排出效果。B-D 测试说明蒸汽能否快速且均匀地透入测试包。具体做法是将 B-D 测试包（现在市场已有成品的测试包，内部使用多层棉纸，中间放置 B-D 试验测试纸）放在灭菌器底层，靠近柜门与排气口处，在 132℃ 温度条件下，灭菌 3.5～4min 后，取出 B-D 测试包观察测试纸颜色变化，如果测试纸变为黑色且均匀（中央部分、边缘部分的颜色一致），说明冷空气排出效果彻底，灭菌器可以使用；反之，如果测试纸变色不均匀（通常中央部分比边缘部分的颜色浅），则说明灭菌器内冷空气残留。B-D 测试至少每 3 个月进行 1 次。

4. 自动真空泄漏率检测程序

自动真空泄漏率检测的目的是要证明灭菌器的密封性能良好。预真空式压力蒸汽灭菌器通常都预置了自动真空泄漏率检测程序，在每次执行灭菌程序前都会自动进行真空泄漏率检测，如果检测失败，灭菌程序无法进行。只有进行严格检查，找出原因，重新执行检测程序，直到合格后才能执行灭菌程序。

3.4.2　日常、定期及年度维护项目

压力蒸汽灭菌器是生物安全实验室最关键的设备，为延长其使用寿命以及正常运行，合理的周期性维护格外重要。各个维护项目的维护周期可分为日常、定期与每年，具体可见表 3-4。

压力蒸汽灭菌器维护周期　　　　　　　　　　　　　　　　　表 3-4

维护内容	日常	定期	每年	建议
检查门框与橡胶垫圈有无损坏、是否平整，门的锁扣是否灵活、有效	√			
检查压力表在蒸汽排尽时指针是否归零	√			
检查柜内排气口有无堵塞	√			
关好门后通蒸汽检查是否存在泄漏	√			
检查蒸汽调节阀是否灵活、准确压力表与温度计所示的状况是否吻合，排气口温度计是否完好	√			
每批次高压灭菌进行化学指示卡检测	√			
使用外源蒸汽时，通入蒸汽前充分排出管道中的冷凝水	√			
检查锅体有无变形和裂缝	√			
检查 HEPA 安装卡箍是否有松动	√			
检查蒸汽、压缩空气和软化（纯化）水压力是否达到灭菌条件	√			
检查穿墙生物密封处的密封件有无裂开、老化、脱落。定期对穿墙生物密封处密封性检测，也可以和实验室围护结构气密性检测同时进行	√		√	年度检测由具备资质认定的检测机构进行
检查安全阀是否在蒸汽压力达到规定的安全限度时被冲开			√	
使用外源蒸汽时，检查蒸汽管道粗过滤网和否堵塞，并定期清理		√		

维护内容	日常	定期	每年	建议
定期进行灭菌效果生物学检测		√		
B-D 测试		√		至少每 3 个月 1 次
定期对压力表、温度表、温度计等计量器具及减压阀等进行校准			√	委托具有资质认定的检测机构进行
定期检查或更换排气 HEPA，自控程度高的压力蒸汽灭菌器可以在线检测 HEPA 堵塞和泄漏情况，出现问题时及时更换			√	专业生产厂商负责
定期检查双门是否呈互锁状态		√		
长时间不使用时，应定期启动设备，完成一次空载（少量物品）运行		√		
按照产品说明书要求定期进行全面维护保养			√	专业生产厂商负责

3.4.3　注意事项

使用压力蒸汽灭菌器必须制定严格的使用规定，减少因误操作产生的危害。

（1）压力蒸汽灭菌器的使用操作应由受过良好专业培训并获得压力容器操作许可证的人员负责；

（2）预防性维护保养和检修应由有资质的专业工程师负责，包括定期检查灭菌器腔体和门的密封性，所有的压力、温度仪表和探头以及控制器等；

（3）待灭菌的各种包裹不应过大、过紧，不要排得太密，以免妨碍蒸汽透入，影响灭菌效果；

（4）易燃和易爆炸物品如碘仿、苯类等以及强酸、强碱类禁用高压蒸汽灭菌法；

（5）每次灭菌前，应检查安全阀的性能是否良好，使用中也应密切观察运行是否正常，及时发现问题，以免发生意外；

（6）要密切关注排气高效过滤装置及双门密封圈的完整性，必要时及时更换；

（7）当锅内温度下降到 60℃以下时，操作人员打开门也应佩戴防护手套进行防护。高压灭菌液体时，由于取出的液体可能过热而沸腾，应采用慢排气方式。

3.5　风险评估及风险控制

压力蒸汽灭菌器在各种关键防护设备中的风险等级偏高，其消毒效果和仪器、仪表等部件的完整性，对整体设备的生物安全风险有直接的影响，明确其风险等级，能很好地引起实验人员、操作人员的重视，进而进行专业细致的操作，避免危险情况的发生。

压力蒸汽灭菌器主要风险因素的风险评估及应对措施示例见表 3-5，需要指出的是，表中给出的这些风险主要是针对压力蒸汽灭菌器在生物安全性能方面存在的主要风险，也包括部分设备部件或构件自身的机械故障风险，但零部件机械故障方面的风险列出得并不全面，实验室应根据对其运行机理及部件构造认识的增加，逐步完善这部分风险清单。

压力蒸汽灭菌器风险评估及风险应对措施

表 3-5

序号	风险识别	风险评估				风险应对	剩余风险	对应的管理体系文件	备注（风险发生的可能原因）
		风险分析		风险评价					
		风险可能性	风险后果	风险等级					
1	消毒灭菌效果达不到要求	可能发生	影响重大	高		定期对压力蒸汽灭菌器消毒灭菌效果进行验证、验证时机至少包括：安装后投入使用前、更换高效空气过滤器或内部部件维修后、年度的维护检测	低	《压力蒸汽灭菌器安全检查和维护保养操作规程》	新设备：供货商未进行有效的初始调试；既有设备：运行维护周期、方法不当、部件损坏等原因
2	冷空气排除效果不理想（预真空型）	可能发生	影响重大	高		定期对压力蒸汽灭菌器 B-D 检测。检测时机至少包括：安装后投入使用前、更换高效空气过滤器或内部部件维修后，每 3 个月至少进行 1 次	低	同上	新设备：供货商未进行有效的初始调试；既有设备：运行维护周期、方法不当、部件损坏等原因
3	压力表/压力传感器失真	可能发生	影响重大	高		委托计量检定机构定期对压力表/压力传感器进行检定。确保符合工作要求。检定时机包括：安装后投入使用前、压力表/压力传感器更换或维修后、年度的维护检测	低	同上	仪器仪表自身性能问题，或未进行定期的运行维护或校准
4	温度表/温度传感器失真	可能发生	影响重大	高		委托计量检定机构按时对温度表/温度传感器进行检定。确保符合工作要求。检定时机包括：安装后投入使用前、温度表/温度传感器更换或维修后、年度的维护检测	低	同上	仪器仪表自身性能问题，或未进行定期的运行维护或校准
5	泄压管道排气高效过滤器泄漏	可能发生	影响重大	高		定期更换、新的排气高效过滤器应有检验合格报告	低	同上	过滤器自身性能问题，或未进行定期的运行维护

第4章 传 递 窗

4.1 概述

4.1.1 定义与用途

传递窗是安装在房间隔墙上，用于物料传递，并具有隔离隔墙两侧房间空气的一种箱式装置。

对于非生物安全用的传递窗主要用于洁净区与非洁净区之间物料的传递，以减少洁净室的开门次数，使洁净室的污染降到更低。对于生物安全用的传递窗，还可以降低污染因子从高风险区域向低风险区域泄漏的风险。

4.1.2 传递窗分类

《传递窗》JG/T 382—2012 通过功能解耦，给出了不同分类的传递窗，见表 4-1。在生物安全实验室中，为了满足相关规范要求，往往是两种或以上分类的组合，如 E1＋C1 型或 E2＋C2＋B2 型。而为了避免使用过程中箱体内气压相对房间为正压，不建议使用 B1 型和 B3 型。为方便讨论，将生物安全实验室经常用到的 E1＋C1 型、E2＋C1 型及 E2＋C2＋B2 型，分别称作互锁传递窗、气密传递窗及 VHP 传递窗。三种类型传递窗的外观如图 4-1 所示。

传递窗的分类 表 4-1

类型	标记代号	功能
基本型	A	具备基本功能的传递窗
净化型	B1	具备基本功能，且具有由风机及高效空气过滤器组成的自循环空气净化系统，能对传递窗内部空气进行净化处理
	B2	具备基本功能，且具有含高效空气过滤器的送风系统和排风系统，能对传递窗内部空气和排出传递窗的空气进行净化处理
	B3	具备基本功能，且同时具有空气吹淋室功能，能通过喷嘴喷出的高速洁净气流对放置于传递窗内的待传递物品的表面进行净化处理
消毒型	C1	具备基本功能，且在箱体内装有紫外线灯管，能对通道内空气、壁面或待传递物品表面进行消毒处理
	C2	具备基本功能，且在箱体壁面上设置消毒气（汽）体进出口，能对传递窗内部空间进行消毒。消毒时，外接消毒装置可以通过消毒气（汽）体进出口向传递窗箱体内输送消毒气（汽）体
负压型	D	具备基本功能，且能在传递窗箱体内保持一定的负压

类型	标记代号	功能
气密型	E1	具备基本功能，并应达到以下气密要求：采用箱体内部发烟法检测时，其缝处无可视气体泄漏
	E2	具有基本功能，并应达到以下气密要求：采用箱体内部压力衰减法检测时，当箱体内部的压力达到−500Pa后，20min内负压的自然衰减小于250Pa；为达到要求采用的方式为压紧式或充气式

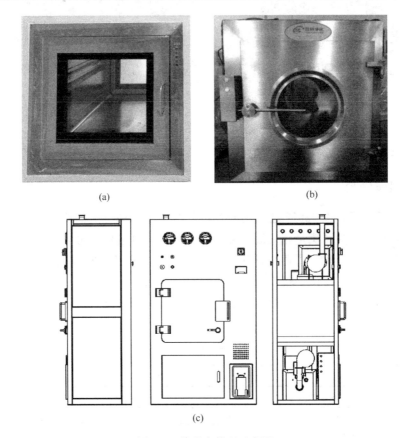

(a)　　　　　　　　　　　　　　(b)

(c)

图 4-1　传递窗外观示意图

(a) 互锁传递窗的外观；(b) 气密传递窗的外观；(c) VHP 传递窗外观

4.2　选型

4.2.1　国内标准要求

《实验室　生物安全通用要求》GB 19489—2008 和《生物安全实验室建筑技术规范》GB 50346—2011 给出了传递窗的选型要求，见表 4-2。对于生物安全一级和二级实验室，并没有具体要求，但实际应用中，生物安全二级实验室，如用于 PCR 核酸检测的实验室，也会在操作间之间设置传递窗，方便传递物品并防止不同功能间之间互相污染。在《生物安全实验室建筑技术规范》GB 50346—2011 中，三级实验室和四级实验室的传递窗要求相同，但没有区分不同情况需要使用哪种消毒灭菌方式，由此会产生不同传递窗的选择。在下一小节中，针对不同类别的生物安全实验室，尝试从工艺角度进行区分。

传递窗选型的规范依据 表4-2

实验室级别	规范编号	要求
生物安全一级实验室	无	无
生物安全二级实验室	无	无
生物安全三级实验室	GB 19489—2008	如果安装传递窗，其结构承压力及密闭性应符合所在区域的要求，并具备对传递窗内物品进行消毒灭菌的条件。必要时，应设置具备送排风或自净化功能的传递窗，排风应经 HEPA 过滤器过滤后排出
	GB 50346—2011	相邻区域和相邻房间之间应根据需要设置传递窗，传递窗两门应互锁，并应设有消毒灭菌装置，其结构承压力及严密性应符合所在区域的要求；当传递不能灭活的样本出防护区时，应采用具有熏蒸消毒功能的传递窗或药液传递箱
生物安全四级实验室	GB 19489—2008	如果安装传递窗，其结构承压力及密闭性应符合所在区域的要求；需要时，应配备符合气锁要求的并具备消毒灭菌条件的传递窗
	GB 50346—2011	相邻区域和相邻房间之间应根据需要设置传递窗，传递窗两门应互锁，并应设有消毒灭菌装置，其结构承压力及严密性应符合所在区域的要求；当传递不能灭活的样本出防护区时，应采用具有熏蒸消毒功能的传递窗或药液传递箱

4.2.2 选型原则

4.2.2.1 依据实验室级别选型

虽然《生物安全实验室建筑技术规范》GB 50346—2011 中对生物安全三级和四级实验室的传递窗要求相同，但由于传递窗也需要满足所在实验室的气密性或消毒灭菌要求，因此会产生不同形式的传递窗。各级别生物安全实验室的传递窗选型见表4-3。生物安全一级实验室通常用不到传递窗，生物安全二级实验室的传递窗相关规范中没有明确要求，但互锁传递窗就可以满足需求。

各级别生物安全实验室的传递窗选型 表4-3

实验室级别及类型		工艺依据	选用传递窗的类型	尺寸
一级生物安全实验室		无	无	无
二级生物安全实验室		无	无	无
生物安全三级实验室	A1类、B1类（对应GB 19489—2008 中的 4.4.1 和4.4.2类型）	该等级实验室的防护区内，围护结构的要求为：所有缝隙应无可见泄漏	互锁传递窗	按照实验室日常传递物品大小确定

实验室级别及类型		工艺依据	选用传递窗的类型	尺寸
生物安全三级实验室	B2类(对应 GB 19489—2008 中的 4.4.3 类型)	该等级实验室的防护区内，围护结构的要求为：房间相对负压值维持在−250Pa时，房间内每小时泄漏的空气量不应超过受测房间净容积的10%	气密传递窗或 VHP 传递窗(根据实际使用情况，不同的消毒类型)	按照实验室日常传递物品大小确定
生物安全四级实验室		房间相对负压值达到−500Pa，经 20min 自然衰减后，其相对负压值不应高于−250Pa	气密传递窗或 VHP 传递窗(根据实际使用情况，不同的消毒类型)	

4.2.2.2　消毒型传递窗注意事项

1. 互锁传递窗和气密传递窗紫外线灯的选择

可选用产生较高浓度臭氧紫外线灯，以利用紫外线与臭氧协同作用。根据消毒规范，一般按每立方米空间装紫外线灯瓦数≥1.5W，计算出装灯数。波长 253.7nm 的紫外线辐射在工作区内表面，辐射强度不低于 $70\mu W/cm^2$。消毒规范中紫外线灯的选型是针对房间的，在传递窗这种狭小空间，其实对灯管瓦数的要求不用太高，只要能在工作表面达到规定的紫外线剂量即可。

2. VHP 传递窗消毒剂及生物指示剂的选择

消毒剂一般使用 H_2O_2，浓度及消毒时间按现场实际情况制定消毒方案并通过消毒效果验证。生物指示剂类型根据实验室所操作病原类型确定。

4.2.3　选型步骤

(1) 确定传递窗所在生物安全实验室的等级及类型；

(2) 根据不同级别生物安全实验室等级、类型及实验室操作流程选择传递窗类型和尺寸；

(3) 根据不同类型的传递窗选择合适的组件；

(4) 按照要求进行安装。

4.3　安装

4.3.1　安装要求

不同类型的传递窗安装方式及要求见表 4-4。其中对传递窗的安装要求主要是气密性，除了箱体外框与墙体的严密性，管道的气密性及门体的气密性，有些厂家的传递窗的电线或网线会进行穿墙，但由于需要打开检修门才能看到线体，因此这里的穿墙密封容易被忽略。

不同传递窗安装方式及要求　　　　　　　　　　　　　　　　表 4-4

类型	标记代号	安装方式	要求
互锁传递窗	E1+C1	依据实际尺寸预留开孔尺寸，选用边框焊接或者密封胶填充即可	1. 与建筑围护结构衔接处应作密封处理。 2. 箱体： （1）传递窗箱体应耐磨损、耐腐蚀、易清洁。材料性能应稳定，有足够的刚度和强度。宜使用不锈钢制作； （2）传递窗通道内表面光洁，不产尘、不积尘。所有焊缝应连续焊接，所有连接处应密封； （3）传递窗的门应采用与其密封要求相适应的可靠密封方法，并具有互锁功能； （4）开关、按键的操作应灵活可靠，零部件应紧固无松动； （5）传递窗通道内四周的角宜为圆弧形； （6）箱体与墙体连接处，内部应有相应的加强筋，其下部应有能支撑上部重量和下部安装支撑架的筋和螺孔。 3. 材料： （1）传递窗的玻璃应使用安全玻璃安全级别应符合现行国家标准《建筑用安全玻璃　第 1 部分：防火玻璃》GB 15763.1 的要求； （2）密封条的密封性能应满足相应的气密性参数的要求，应采用耐腐蚀、耐老化、柔软、耐压缩的优质材料，物理性能应符合现行国家标准《建筑门窗、幕墙用密封胶条》GB 24498 的要求。 4. 紫外线灯： 紫外线灯宜安装在传递窗箱体内的上方，或其他能完整照射到传递物品的安装位置
气密传递窗	E2+C1	同互锁传递窗	同互锁传递窗
VHP传递窗	E2+C2+B2	依据实际尺寸预留开孔尺寸，嵌入两面墙体，预留放置风机和管道的空间，或将风机和管道置于低风险的房间一侧；外接消毒装置的形式可以嵌入墙体，并留有消毒气（汽）体注入或排出孔道；当传递窗自带消毒装置时，可嵌入两面墙体，预留放置风机和管道的空间，或将风机和管道置于低风险的房间一侧	符合互锁传递窗和气密传递窗要求的同时，满足以下要求： 1. 不同安装形式均应便于传递窗系统的调试和维护。 2. 应留有洁净度和高效过滤器的测试孔道，孔道口密封时能满足气密传递窗的气密性要求。 3. 传递窗所使用的风机宜选用优质高效低噪的风机； 4. 安装在箱体中的风机应采取防振和隔声措施； 5. 风机所配电机应有过热保护装置，并能在 1.15 倍额定电压的条件下稳定地工作； 6. 结构形式应便于传递窗系统的调试和维护

4.3.2　验收要求

在进行验收前，传递窗应安装、调试、检测完毕，供货商应提供的材料包括但不限于以下内容：

（1）厂家使用说明书；

（2）厂家装箱清单；

（3）厂家检验合格证：要有制造厂名称、产品名称及型号、检验日期和检验员代号等；

（4）安装完毕后的传递窗性能检验报告，检验项目应包括但不限于外观及配置、门互锁功能、紫外辐射强度（适用于设置紫外线灯管时）、气密性（当设置于有气密性要求房间时）、消毒效果验证（当具备气体消毒功能时，仅在投入使用前或更换消毒剂类型及浓度时进行）。

4.4 运行维护

4.4.1 日常运行

互锁传递窗或气密传递窗的日常运行按图 4-2 的使用流程进行，VHP 传递窗的日常运行按图 4-3 的使用流程进行。使用前后需按维护要求进行检查和记录。

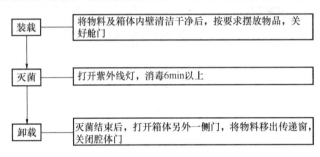

图 4-2 互锁传递窗或气密传递窗使用流程图

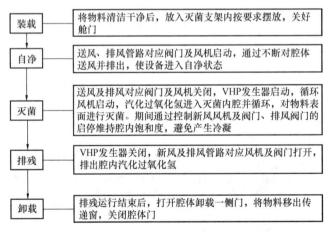

图 4-3 VHP 传递窗使用流程图

4.4.2 维护保养

传递窗的维护周期分为每天/每次、每月、每季度、半年及每年，具体保养位置及方式见表 4-5，可以选择已配备的部件进行维护。

传递窗的维护保养
表 4-5

序号	保养位置	维护保养方式	周期
1	外观及内腔	清洁、变形破损情况检查及处理	天/次
2		传递窗的负压状态检查及处理	天/次
3		箱体与墙体衔接严密性检查及处理	年

序号	保养位置	维护保养方式	周期
4	指示灯	功能性检查及处理	天/次
5	VHP 消毒系统	VHP 发生器储液瓶消毒液的存量检查及处理	天/次
6		配件功能、管道和接口密封性检查及处理	季度
7	紫外线灯	紫外线灯开启功能检查及处理	天/次
8		紫外辐射照度检查及处理	月
9	电动执行器	反馈信号、动作有效性检查及处理	季度
10	门体	门圈和门锁完好性、充气式门垫系统功能、互锁功能检查及处理	季度
11	阀体	动作灵活度、启闭性能情况	半年
12	高效过滤器	滤芯及边框泄漏测试	年
13	风机	送排风机连锁功能检查及处理	半年
14		表面清洁；壳体破损、机体固定情况检查及处理	年

4.4.3 检测验证

4.4.3.1 检测时机

传递窗检测验证时机包括但不限于：

（1）安装后，投入使用前；

（2）设备的主要部件（如压紧机构、紫外线灯管、互锁装置、密封元件等部件）更换或维修后；

（3）实验室围护结构（含气密门等）不能满足气密性要求时；

（4）年度的维护检测。

4.4.3.2 检测项目

传递窗现场检测验证项目如表 4-6 所示，具体检测方法和评价结果按照《实验室生物安全认可准则对关键防护设备评价的应用说明》CNAS-CL05-A002：2020 相关要求进行。

不同检验分类的检验项目　　　　　　　　　　　表 4-6

序号	检验项目	需检测的类型	序号	检验项目	需检测的类型
1	外观检验	各种型号	6	门互锁功能	各自型号
2	换气次数	VHP 传递窗	7	紫外辐射照度	互锁传递窗和气密传递窗
3	洁净度	VHP 传递窗	8	消毒效验证	VHP 传递窗
4	气密性	各种型号	9	高效过滤器检漏	VHP 传递窗
5	压差	VHP 传递窗			

注：1. 当具备气体消毒功能时，消毒效果验证，仅在投入使用前或更换消毒剂类型及浓度时进行。

2. 当传递窗自带袋进袋出排风高效过滤（BIBO）装置时，BIBO 装置需进行型式检验和现场检验，所测项目及要求按现行行业标准《实验室设备生物安全性能评价技术规范》RB/T 199 和《排风高效过滤装置》JG/T 497 进行。

4.5 风险评估及风险控制

根据不同的传递窗类型，传递窗的主要风险因素不同，包括箱体和门体气密性不符合要求、门体互锁功能等。

传递窗主要风险因素的风险评估及应对措施见表 4-7，需要指出的是表中给出的这些风险主要是针对传递窗在生物安全性能方面存在的主要风险，也包括部分设备部件或构件自身的机械故障风险，但零部件机械故障方面的风险列出得并不全面，实验室应根据对其运行机理及部件构造认识的增加，逐步完善这部分风险清单。

表4-7

传递窗风险评估及应对措施

序号	风险识别	风险评估			风险应对	剩余风险	对应的管理体系文件	备注（风险发生的可能原因）
		风险分析		风险评价				
		风险可能性	风险后果	风险等级				
1	互锁功能异常	可能发生	影响较大	中	使用前检查互锁功能	低	《传递窗安全检查和维护保养操作规程》	新设备：供货商未进行有效的初始调试；既有设备：运行维护周期、方法不当，部件损坏等原因
2	门体胶垫老化	可能发生	影响较大	中	依据相关标准进行年度检测验证，确保符合要求。检测时机至少包括：安装后投入使用前、年度的维护检测	低	同上	使用年限已久或因消毒等原因致使老化，未及时更换新的胶垫
3	送风高效过滤器泄漏（适用时）	可能发生	影响较大	中	依据相关标准进行年度检测验证，确保符合要求。检测时机至少包括：安装或更换高效空气过滤器内部、人使用前、伴维修后，年度的维护检测	低	同上	新设备：高效过滤器滤芯或安装边框泄漏；既有设备：因使用时间已久或消毒等原因，滤材或粘胶老化
4	排风高效过滤器泄漏（适用时）	可能发生	影响重大	高	依据相关标准进行年度检测验证，确保符合要求。检测时机至少包括：安装或更换高效空气过滤器内部、人使用前、伴维修后，年度的维护检测	低	同上	新设备：高效过滤器滤芯或安装边框泄漏；既有设备：因使用时间长或消毒等原因，滤材或粘胶老化

续表

序号	风险识别	风险评估				风险应对	剩余风险	对应的管理体系文件	备注（风险发生的可能原因）
		风险分析		风险评价					
		风险可能性	风险后果	风险等级					
5	腔内压力异常（适用时）	可能发生	影响重大	高		每次使用前观察传递窗自带的压力监测界面，判断压力是否正常；压力计需定期校准，保压性能由专业检测机构进行年度检测验证	低	同上	或未进行定期的运行维护或校准
6	紫外辐射照度不符合要求（适用时）	可能发生	影响重大	高		依据相关标准进行年度检测验证，确保符合要求。检测时停机至少一包括：安装后投入使用前、年度的维护检测	低	同上	紫外灯自身性能问题，或未进行定期的运行维护
7	消毒剂过期（适用时）	可能发生	影响重大	高		定期更换消毒剂，确保消毒剂浓度达到要求	低	同上	运行维护不及时
8	箱体、管道及阀门等气密性不符合要求（适用时）	可能发现	影响重大	高		依据相关标准进行年度检测验证，确保符合要求。检测时停机至少一包括：安装后投入使用前、年度的维护检测	低	同上	新设备：供货商未进行有效的初始调试；既有设备：运行维护周期、方法不当，部件损坏等原因

第 5 章　独立通风笼具（IVC）

5.1　概述

5.1.1　发展概况

独立通风笼具（Individually Ventilated Cages，IVC）是一种微环境净化屏障系统，属于动物隔离设备的一种，是 20 世纪 70 年代末逐步发展起来的新型动物饲养模式，是传统动物实验屏障净化系统的替代设备，其主要用于小型啮齿类实验动物（小鼠、大鼠、豚鼠等）的饲养，具有节约能源、设备维护和运行费用低、防止交叉感染等优点，已越来越多地应用在动物实验室中。

1958 年，Dr. Lisbeth Kraft 为防止病毒扩散，制作了一个金属圆筒，用金属片密封上下底，金属丝缠绕成侧壁且外面包裹一层玻璃纤维作为过滤介质，在圆筒里饲养老鼠，这就是 IVC 系统的雏形。20 世纪 70 年代，这种过滤系统进一步发展为鞋盒形状，不过仍以玻璃纤维为过滤介质。1980 年，Robert Sedlacek 发明了更实用的高效滤材取代了玻璃纤维。为进一步提高隔离笼内空气质量，通过进风排风管为笼内通入新鲜的空气，隔离笼内的微环境得到了充分改善。此后，能够通入新鲜空气进行换气的笼盒进入了商业化生产时代。20 世纪 90 年代，意大利 Tecniplast 公司开始研制和设计 IVC 隔离设备，是国外较早研发和生产 IVC 设备的厂家。在 20 世纪末，IVC 的隔离及保护性能被大量感染性实验证实，IVC 系统得到了广泛认可，产品得到推广普及。IVC 笼盒经过十多年的使用、研究和不断改进，特别是在材料、净化、微电子等现代技术的带动下，成为高效节能、更适合动物福利和小型啮齿类实验动物质量要求的饲养设备。目前，10%～20% 的欧洲实验室使用 IVC 系统饲育免疫缺陷动物和转基因动物。

我国在 20 世纪 90 年代引入 IVC 用于清洁级实验动物的饲养，从而促进国内一些厂家开始生产 IVC 系统，并逐渐应用于生物安全实验室中，除了用于有微生物控制级别的啮齿类实验动物的饲育，也有的用于兔、雪貂等小型实验动物的饲育。IVC 系统利用隔离器的密闭净化通风技术，将每个饲养单元缩小到最小限度，用送排风管道连接成一个组合件，使单元间相互独立，最大限度避免使用过程中交叉感染。

目前在实验室中使用较多的仍是国外的产品，国外的 IVC 隔离笼具设计和加工更为精细，但价格往往相对昂贵，设备和配件发货周期较长，对实验活动造成制约。近几年生物安全越来越受到重视，IVC 系统的国产化进程也在加速进行，国内有关企业已开发出具有自主知识产权的 IVC 系统并推向市场。国内的 IVC 隔离笼具主要是参照国外比较成熟的 IVC 产品的各项技术参数制造，但存在忽视国内外实验动物饲养的使用环境和其他各项条件不同的情况，在实际应用时存在一些问题，如一些国内的 IVC 隔离笼具经采购应用于高级别生物安全实验室中，但实际现场检测却发现有笼盒不密闭、负压达不到规范要求、无排风高效过滤器、笼盒气密性达不到要求等状况，这使得国产 IVC 产品在国内的推广使用受到了制约。

5.1.2　工作原理

图 5-1 所示为一种典型的 IVC 系统，主要由独立的饲养笼盒、笼架、控制系统、温湿度、风量及静压差等监控系统、送排风系统等组成，IVC 隔离笼具每个饲养笼盒都独立送、排风，众多笼盒由笼架支撑，IVC 主机主要由控制器和显示面板等组成，同时控制主机一般和送、排风变频风机以及送、排风高效空气过滤单元组合在主机箱内。通过控制面板可调节风机转速，以确保笼具的送、排风量、静压差和微环境空气品质等。

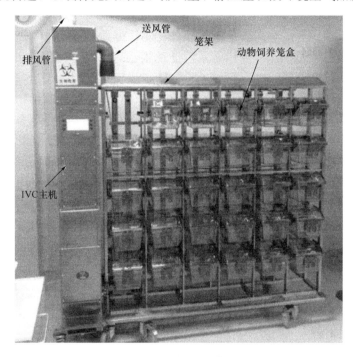

图 5-1　IVC 隔离笼具

其运行原理为：空气经过粗、中、高效过滤器处理后进入主送风管，净化后的空气在送风支管中均匀分配后，通过"即插即用"快捷连接插嘴送入到各独立笼盒，从而为实验动物提供均匀、低流速、洁净的空气，从而使笼盒内保持一定压力和洁净度，避免环境污染动物；饲养动物排放的废气、毛发和粉尘等物质随着气流经笼盒内设置的滤毛装置过滤后，通过笼架回风管道进入主机箱的排风系统，经排风高效过滤器过滤后排放到实验室排风系统或室外，有效避免动物污染环境。IVC 隔离笼具可为饲养动物提供一定洁净度且低 NH_3、低 CO_2 浓度的微环境，同时兼顾保护实验室操作人员和室外大气环境不受污染。

与传统的 SPF（无特定病原体）屏障系统相比，IVC 系统具有饲养环境优越、安全性能高、可保护饲育人员的健康、占地小、耗能低等优点，适用于 SPF 级动物的培育、繁殖及实验等，同时生物安全型 IVC 隔离笼具适用于攻毒实验动物的饲养、繁殖及实验等。

在实验室维护管理方面，IVC 系统对动物实验具有独特的优势，便于管理，可有效减少实验人员的工作量。在动物饲养和实验方面，由于 IVC 系统中每个笼盒拥有独立的送、排风，各笼盒相互隔离，各种不同的动物实验均可共同使用一套 IVC 系统，只要严格按照标准化操作规范（SOP）使用，就不会产生交叉污染，这使得 IVC 笼具可同时饲养不同性质的实验动物，节省空间和实验室资源，防止交叉污染是 IVC 系统的一个重要特点。在动物饲养环境方面，笼盒内换气次数较高，可保持笼盒内干燥，并及时排除动物本身产生的污染粒子或 NH_3 等有害气体，有效保证笼盒内的微环境，同时有害粒子或有害气体也不会排到实验室内对实验人员产生影响。在生物安全方面，每个笼盒独立排风，均经过一道排风高效过滤器过滤，然后根据需要排入实验室排风系统中，可有效避免环境污染和实验室人员污染风险，生物安全是隔离设备安全使用的前提，也是首先要考虑的问题，经过验证的 IVC 隔离笼具可最大限度保证实验室生物安全。消毒方面，可单独对各个笼盒进行消毒灭菌，程序简单，便于操作；在能耗方面，IVC 系统风量小，只需配备小功率风机即可满足风量和压差要求，系统能耗很小，一般一套 IVC 设备，耗电 100W 左右，此外，为了避免突然断电引起的风险，IVC 系统一般配备 UPS 不间断备用电源，即使在停电等紧急情况下，IVC 系统仍可继续正常运行，保障实验动物的饲养微环境以及生物安全；在系统适应性方面，IVC 系统排风量和实验室送、排风系统相比很小，对实验室系统影响很小，开关机对核心实验间压力几乎没有影响，将 IVC 系统排风接入实验室排风系统也不会对实验室系统产生影响。在占用实验室空间方面，由于生物安全实验室单位面积投资都很大，有效操作空间就是核心实验室，所以核心实验室的空间利用率很重要，IVC 系统比较紧凑，每个主机可根据需要接 1 组或 2 组笼具，占用实验室空间较小，而且可以小范围移动，使用很方便。总之，IVC 隔离笼具具有众多优势，目前已在各类型实验室，特别是生物安全实验室中大量使用。

5.1.3　分类

IVC 隔离笼具的形式和类别随着使用需求变化而不断发展和演变，可适用于不同使用场景和使用条件。表 5-1 为目前 IVC 隔离笼具的主要类别及特点。

IVC 主要类别及特点　　表 5-1

分类依据	类别	特点
饲养的动物种类	饲养大鼠、小鼠、地鼠、豚鼠及兔子等的 IVC	不同 IVC 在结构、功能等方面基本相同，但笼盒规格、尺寸有所不同
结构	整体式、分体式	整体式笼具的风机系统和控制系统均安装在笼架上，构成一个整体；分体式笼具的笼架与风机系统的主体分开，通过通风管道连接
实验用途	SPF 级动物 IVC、感染动物 IVC	SPF 级 IVC 为动物提供无污染的微环境；感染动物 IVC 可防止动物携带的危险微生物外逸，同时提供无污染微环境
运行压力	正压 IVC、负压 IVC、正负压 IVC	正压 IVC 笼盒内压力高于环境压力，用于清洁动物饲养；负压 IVC 笼盒内压力低于环境压力，用于感染动物饲养；正负压 IVC 根据使用条件不同可提供一定的正压或负压环境

根据饲养的动物种类分类，可分为饲养大鼠、小鼠、地鼠、豚鼠以及兔子等的IVC隔离笼具，这些种类的IVC除了在笼盒规格、尺寸方面有所不同之外，其余结构、功能、作用等方面并无明显不同。

根据主体结构的不同，可分为整体式IVC和分体式IVC。整体式IVC的送、排风系统和控制系统均安装在笼架上，构成一个整体。分体式IVC的笼架与送、排风系统的主体通过通风管道连接。目前市面上整体式笼具产品应用较多。

根据实验用途及动物微生物学级别分类，可分为饲养SPF（无特定病原体）级或GF（无菌）级动物的IVC隔离笼具和饲养攻毒动物或携带一定生物危险度级别（1~4级）微生物的动物的IVC隔离笼具。前者主要是为动物提供无污染的微环境使动物免受外界污染，后者主要防止动物携带危险微生物外逸并兼顾提供无污染微环境。

根据压力可分为正压IVC隔离笼具和负压IVC隔离笼具。正压IVC隔离笼具是指笼盒内压力高于外部环境大气压力，多用于无污染风险的动物饲养（防止外部环境感染内部环境），负压IVC隔离笼具则指笼盒内压力低于外部环境大气压力，多用于感染动物试验（防止内部环境有害物质污染外部环境），生物安全实验室主要使用负压IVC隔离笼具，通常高级别生物安全实验室安装负压IVC隔离笼具进行感染动物的饲养和实验，此外，还有一些IVC隔离笼具根据使用需求可提供正压或负压，即正负压IVC隔离笼具。

5.1.4 国内外标准

IVC隔离笼具的性能指标主要集中在动物环境要求和设备本身的生物安全两个方面。表5-2列出了国外IVC隔离笼具制造或检测的相关规范或指令。

国外IVC隔离笼具制造或检测的相关规范或指令 表5-2

序号	标准号及名称	说明
1	MACHINERY DIRECTIVE 2006/42/EC（机械指令）	指令；设备方面
2	LOW VOLTAGE DIRECTIVE 2006/95/EC（低电压指令）	指令；设备方面
3	ELECTROMAGNETIC COMPATIBILITY EQUIPMENT DIRECTIVE 2004/108/EC（电磁兼容设备指令）	指令；设备方面
4	Council Directive 90/219/EEC on the contained use of genetically modified micro-organisms（关于使用转基因微生物的理事会指令）	指令；动物饲养环境方面
5	Council Directive 98/81/EC amending Directive 90/219/EEC on the contained use of genetically modified micro-organisms（关于使用转基因微生物的理事会指令的修正指令）	指令；动物饲养环境方面
6	EN 12100-1 Safety of machinery：Basic concepts, general principles for design, Part 1：Basic terminology, methodology （机械安全：基本概念、一般设计原则 第1部分：基本术语、方法）	欧盟标准；设备方面
7	EN 12100-2 Safety of machinery：Basic concepts, general principles for design, Part 2：Technical principles （机械安全：基本概念、一般设计原则 第2部分：技术原理）	欧盟标准；设备方面
8	EN 3744 Acoustics：Determination of sound power levels of noise sources using sound pressure, Engineering method in an essentially free field over a reflecting plan（声学：用声压法、工程法确定反射面上基本自由场噪声源声功率级）	欧盟标准；噪声方面

续表

序号	标准号及名称	说明
9	EN 1822-1 High efficiency air filters (HEPA and ULPA) part 1：Classification, performance testing, mark（高效空气过滤器 第1部分：分级、性能测试、标记）	欧盟标准；过滤器方面
10	EN 13091 Biotechnology：performance criteria for filter elements and filtration assembli（生物技术：过滤元件和过滤部件性能标准）	欧盟标准；过滤器方面
11	EN 14644-3 Cleanrooms and associated controlled environments-Part 3：Test methods（洁净室及相关受控环境 第3部分：测试方法）	欧盟标准；洁净环境方面
12	CE 2003/65 Protection of animals used for experimental and other scientific purpose（用于实验和其他科学用途的实验动物的保护）	指令；洁净环境方面
13	《WHO 实验室生物安全手册》	实验室生物安全和操作程序

目前，国内虽还没有 IVC 隔离笼具的相关国家标准，但是已经有江苏省等相关地方标准，而在动物环境方面可分别参照《实验动物 环境及设施》GB 14925—2010 与《实验动物设施建筑技术规范》GB 50447—2008 的相关要求，但其主要是动物饲养或实验环境的要求，且更偏重于实验设施、建筑环境，对于设备方面没有具体要求；在生物安全方面可参照《实验室 生物安全通用要求》GB 19489—2008、《生物安全实验室建筑技术规范》GB 50346—2011 、《实验室设备生物安全性能评价技术规范》RB/T 199—2015 等。

在动物环境指标要求方面，旨在为饲养动物（如小鼠或兔等）提供干净舒适的生存环境，这也是动物实验成功的前提。目前尚无 IVC 隔离笼具的产品标准，但 IVC 设备笼盒也是一种动物饲养环境，可参考《实验动物 环境及设施》GB 14925—2010 与《实验动物设施建筑技术规范》GB 50447—2008 的相关要求。具体的环境指标包括：温度、最大日温差、相对湿度、最小换气次数、动物笼具处气流速度、饲养区域与相邻区域的最小静压差、空气洁净度、沉降菌、氨浓度、噪声、照度（最低照度和动物照度）、昼夜明暗交替时间、实验动物最小饲养空间等。

在生物安全指标方面，重点在于保护实验室操作人员及室外环境的生物安全，兼顾动物饲养环境，可参照《实验室 生物安全通用要求》GB 19489—2008、《生物安全实验室建筑技术规范》GB 50346—2011、《实验室设备生物安全性能评价技术规范》RB/T 199—2015 等标准规范的相关要求。具体指标包括：笼盒气流速度、压差、换气次数、笼盒气密性、送风高效过滤器检漏、排风高效过滤器检漏等。

表 5-3 列出了国内主要的动物环境和生物安全标准。

国内相关标准 表 5-3

序号	标准号及名称	说明
1	《实验动物 环境及设施》GB 14925—2010	动物环境
2	《实验动物设施建筑技术规划》GB 50447—2008	动物环境
3	《实验室 生物安全通用要求》GB 19489—2008	实验室生物安全
4	《生物安全实验室建筑技术规范》GB 50346—2011	实验室生物安全

序号	标准号及名称	说明
5	《实验室设备生物安全性能评价技术规范》RB/T 199—2015	关键隔离设备的生物安全
6	江苏省地方标准《实验动物笼器具　代谢笼》DB32/T 1215—2008	地方产品标准
7	江苏省地方标准《实验动物笼器具　独立通气笼盒（IVC）系统》DB32/T 972—2006	地方产品标准
8	江苏省地方标准《实验动物笼器具　塑料笼箱》DB32/T 967—2006	地方产品标准
9	江苏省地方标准《实验动物笼器具　笼架》DB32/T 969—2006	地方产品标准
10	江苏省地方标准《实验动物笼器具　层流架》DB32/T 970—2006	地方产品标准
11	江苏省地方标准《实验动物笼器具　饮水瓶》DB32/T 971—2006	地方产品标准
12	江苏省地方标准《实验动物笼器具　隔离器》DB32/T 1216—2008	地方产品标准

5.2　选型

IVC 的选型受到多方面因素影响和制约，主要包括以下内容：

1. 室内空间

实验动物设施建设难度大、造价高，业主往往希望设施建成后能够尽量多地布置笼具，室内空间尺寸直接决定了笼架的尺寸和数量。

2. 使用场景

当饲养 SPF 级动物且无污染风险时，应选择正压型 IVC；当饲养病原微生物感染的动物时，应选择负压型 IVC。

3. 实验内容

实验饲养对象不同（如大鼠、小鼠、地鼠、豚鼠以及兔子等），IVC 笼盒的规格、尺寸也有所不同；实验规模决定了所需实验动物的数量，进而影响 IVC 笼盒的数量。

以上笼架尺寸规格通常可按照用户需求定制。此外需注意的是，生物安全实验室主要使用负压 IVC 隔离笼具，笼盒气密性应符合现行行业标准《实验室设备生物安全性能评价技术规范》RB/T 199 的要求，但在实际工程项目中，有的实验室在采购 IVC 时，并未对设备供货商提出笼盒气密性要求，致使 IVC 不能通过检测验收和认可。

5.3　安装

5.3.1　IVC 的现场安装要求

IVC 现场安装应充分考虑人员活动范围、空间布局、动物福利等因素，参考生物安全柜的现场安装要求，建议 IVC 现场安装应符合下列原则：

（1）IVC 的布置尽量远离操作台，即当动物隔离设备和生物安全柜等布置在一个房间时，应确保动物不能看到自己的同伴被进行实验操作。

（2）IVC 安装位置宜能保证前面板前有不小于 1000mm 的人员活动空间，如图 5-2 所示。

（3）IVC 背面、侧面与墙面或其他家具、设备的距离不宜小于 300mm，顶部与吊顶的距离不应小于 300mm，如图 5-3 所示。

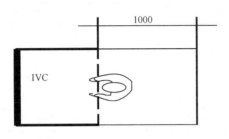

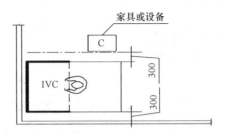

图 5-2　IVC 前面空间示意图　　　　图 5-3　IVC 与墙面或其他家具、设备距离示意图

（4）当两台 IVC 相邻布置时，应预留一定的运行维护、检测验证操作空间（不宜小于 500mm）。

5.3.2　IVC 排风连接

动物隔离设备与排风系统的连接应采用密闭连接或设置局部排风罩。IVC 排风连接，一般为外接排风风管方式，其安装位置应位于排风口侧，即核心工作间的污染区。与动物隔离设备排风管连接相似，应关注独立通风笼具排风之后（软连接）管道的气密性问题，如图 5-4 所示。

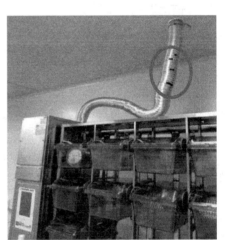

图 5-4　IVC 排风接管气密性问题

5.3.3　验收要求

在进行验收前，IVC 应安装、调试、检测完毕，供货商应提供的资料包括但不限于以下内容：

（1）厂家使用说明书；

（2）厂家装箱清单；

（3）厂家检验合格证：要有制造厂名称、产品名称及型号、检验日期和检验员代号等；

（4）安装完毕后的 IVC 性能检验报告，检验项目应包括但不限于气流速度、压差、换气次数、笼盒气密性、送风高效过滤器检漏、排风高效过滤器检漏。

5.4　运行维护

5.4.1　设备要求

IVC 隔离笼具作为一种重要的实验室实验动物饲养笼具，其生物安全性能的验证也同样是重中之重，相关生物安全实验室规范《实验室　生物安全通用要求》GB 19489—2008 及《生物安全实验室建筑技术规范》GB 50346—2011 中对隔离设备均提出了一定要求，此外《实验室设备生物安全性能评价技术规范》RB/T 199—2015 则更为具体，其重点是高级别生物安全实验室中的关键防护设备的生物安全验证。

独立通风笼具（IVC）的日常使用和运行，应符合下列规定：

（1）笼盒的尺寸应保证实验动物所需要的饲养面积与空间，不同动物饲养面积和空间应符合现行国家标准《实验动物　环境及设施》GB 14925 的规定；

（2）笼具应至少配备一个测试笼盒，并预留相应测试接口；

（3）主机与笼架的连接应采用软管并做密封处理；

（4）笼具排风应连接外排风管排至室外或实验室排风系统，且连接排风管应密封；

（5）送、排风高效过滤器应具备原位检漏条件；

（6）应可实时显示笼具笼盒内外压力，且运行压力宜可根据需求进行设定调整；

（7）当笼具不能正常运行或风量、压力、温湿度达不到要求、蓄电池电量不足等情况时应有报警提示；应可对笼具笼盒、笼具送/排风系统进行消毒。

5.4.2　人员培训

人员培训应包括以下内容：

（1）岗前培训：所有工作人员上岗前要进行规范化培训，包括对 IVC 系统的构造、运行原理及使用手册等方面进行全面学习。

（2）政策学习及解读：对国家及地方和行业标准进行系统学习和执行。

（3）实验人员使用 IVC 笼盒培训：对动物实验人员进行 IVC 笼盒使用培训，对 IVC 系统的笼盒构造和使用注意事项对研究人员进行简要介绍。

（4）饲养人员 IVC 笼盒使用：饲养人员根据需要定期对 IVC 笼盒进行更换，包括垫料、饲料及饮用水的更换，对操作过程中应注意事项进行专业化培训，饲养人员更换笼盒时应注意标签信息，要对实验动物的死亡情况作登记，并及时通知相关实验人员，以便实验人员统计实验动物生存状况。

（5）IVC 笼盒消毒：定期或终末消毒，高压灭菌（121℃，30 min）。

（6）设施巡查登记：各工作人员要对屏障环境内的 IVC 系统主机面板上的各项参数每日进行例行检查，并做好登记工作（湿度、温度、换气次数和压差）。

（7）故障排查和登记：对每次出现的屏显故障要及时详细记录。

（8）IVC 系统维修与维护登记：当 IVC 系统出现故障时，要及时联系厂商进行维修，并做好维修记录。

5.4.3　使用准备

5.4.3.1　使用前的准备

（1）检查笼盒是否安装到位。打开设备电源，启动送排风系统，此时系统会自检，如果笼盒安装不到位，会发出报警声音。

（2）设定运行参数，重点是负压值、换气次数和报警（压力及风量限值）等参数。实验室排风管道设置手动调节阀，要调节手动阀开度来平衡 IVC 的负压和风量。

5.4.3.2　清理和消毒

（1）IVC 笼盒在使用完毕后，可以和垫料一起做高压灭菌处理。

（2）清理垫料，用清洁水清洗干净，然后用纯净水冲洗、晾干。

（3）设置气体消毒接口的 IVC，关闭设备所有阀门，连接气体消毒设备，完成一个消毒程序。

（4）未设置气体消毒接口的 IVC，可以摘下排风管道（软管），在实验室终末消毒（使用全自动汽化消毒机）的同时启动 IVC，达到内部循环消毒的目的。

5.4.4　检测验证

表 5-4 列出了不同标准对隔离环境或隔离设备主要性能参数的要求。

不同标准对主要性能参数的要求　　　　　　　　　　表 5-4

标准号及名称	换气次数	洁净度	气流速度	静压差	笼盒气密性
《实验动物　环境及设施》GB 14925—2010	≥20h⁻¹	5 级/7 级	≤0.2m/s	≥50Pa	—
《实验动物设施建筑技术规划》GB 50447—2008	≥20h⁻¹	5 级/7 级	≤0.2m/s	≥50Pa	—
《生物安全实验室建筑技术规范》GB 50346—2011	不低于设计要求	5 级	—	不低于设计值	—
《实验室设备生物安全性能评价技术规范》RB/T 199—2015	≥20h⁻¹	—	≤0.2m/s	≥20Pa	−100Pa 衰减至 0，不少于 5min
《实验室　生物安全通用要求》GB 19489—2008	—	—	—	—	—
《实验动物笼器具　独立通气笼盒 (IVC) 系统》DB32/T 972—2006	≥10h⁻¹	7 级	≤0.1m/s	≥10Pa	—
《实验动物笼器具　隔离器》DB32/T 1216—2008	≥20h⁻¹	送风口 5 级，其他区域 5～7 级	≤0.2m/s	≥50Pa	—

5.4.5　维护保养

IVC 系统常年不间断运行，负荷过大难免会出现故障，为减少运行故障，IVC 系统的维护和保养显得尤为重要。要做到专人管理、定期保养和定期校验。其主要工作包括清洁、润滑、防腐蚀、紧固及更换配件等。对于生物安全型 IVC 而言，具体包括以下内容：

（1）笼具在安装后、投入使用前（包括改变使用环境后）、更换高效过滤器或内部部件后以及年度维护时应进行现场检测。

（2）现场检测项目至少应包括笼盒内气流流速、笼盒内外压差、换气次数、笼盒气密性、送/排高效过滤器检漏。

（3）定期检查笼盒气密性，发现笼盒或密封胶垫变形应立即停止使用并更换。

（4）应监测送、排风高效过滤器阻力，并定期更换。

（5）应定期清理及消毒送/排风静压箱及主机总送/排风管。

（6）宜每月检查初效过滤器，并进行拆卸清洗一次。

（7）应定期对笼具风量、风速、压力及温湿度等传感器进行校准。

（8）应定期对笼具报警功能进行检查。

（9）应定期全面维护检查设备电器箱线路一次，检验信号电压输出是否有偏差。

（10）日常维护应检查系统供电、风机运转、笼架送/排风管连接、笼盒内有无冷凝水、所有笼盒及配套部件是否安放到位、搭扣是否处于扣紧状态等。

（11）笼具使用完成后应对笼盒、笼架及主机内部送排风系统全面清洗及消毒。

（12）笼具或实验室终末消毒后，应对笼具电路板、电器元件做必要的检修及清洁。

5.5 风险评估及风险控制

生物安全实验室主要使用负压 IVC 隔离笼具，笼盒气密性应符合现行行业标准《实验室设备生物安全性能评价技术规范》RB/T 199 的要求，但在实际工程项目中，有的实验室在采购 IVC 时并未对设备供货商提出笼盒气密性要求，致使 IVC 不能通过检测验收和认可。表 5-5 给出了独立通风笼具（IVC）主要风险因素的风险评估及风险应对措施，需要指出的是表中给出的这些风险主要是针对 IVC 生物安全性能方面存在的主要风险，也包括部分设备部件或构件自身的机械故障风险，但零部件机械故障方面的风险列出得并不全面，实验室应根据对其运行机理及部件构造认识的增加，逐步完善这部分风险清单。

独立通风笼具（IVC）风险评估及应对措施 表 5-5

| 序号 | 风险评估 | | | | 风险应对 | 剩余风险 | 对应的管理体系文件 | 备注（风险发生的可能原因） |
| | 风险识别 | 风险分析 | | 风险评价 | | | | |
		风险可能性	风险后果	风险等级				
1	排风高效过滤器泄漏	可能发生	影响重大	高	根据相关标准进行年度检测验证，确保符合要求。检测时机至少包括：安装后投入使用前、更换高效空气过滤器或内部部件维修后、年度的维护检测	低	《独立通风笼具（IVC）安全检查和维护保养操作规程》	新设备：高效过滤器滤芯或安装边框泄漏；既有设备：因使用时间长或消毒等原因，滤材或粘胶老化
2	送风高效过滤器泄漏	可能发生	影响较大	中	根据相关标准进行年度检测验证，确保符合要求。检测时机至少包括：安装后投入使用前、更换高效空气过滤器或内部部件维修后、年度的维护检测	低	同上	新设备：高效过滤器滤芯或安装边框泄漏；既有设备：因使用时间长或消毒等原因，滤材或粘胶老化
3	笼盒气密性检测不符合要求	可能发生	影响重大	高	根据相关标准进行年度检测验证，确保符合要求。检测时机至少包括：安装后投入使用前、年度的维护检测	低	同上	新设备：IVC 笼盒自身性能问题；既有设备：因使用时间长或消毒等原因，笼盒变形

序号	风险评估			风险应对	剩余风险	对应的管理体系文件	备注（风险发生的可能原因）
	风险识别	风险分析	风险评价				
		风险可能性	风险后果	风险等级				
4	笼盒内外压差偏小	可能发生	影响重大	高	根据相关标准进行年度检测验证，确保符合要求，检测时机至少包括：安装后投入使用前，更换高效空气过滤器或内部部件维修后，年度的维护检测	低	同上	新设备：IVC自身性能问题或供货商未进行有效的调试；既有设备：使用时间长、过滤器堵塞等原因
5	笼盒内气流速度偏大	可能发生	影响较大	中	根据相关标准进行年度检测验证，确保符合要求。检测时机至少包括：安装后投入使用前，更换高效空气过滤器或内部部件维修后，年度的维护检测	低	同上	新设备：IVC自身性能问题或供货商未进行有效的调试；既有设备：运行维护不及时或方法不当
6	笼盒换气次数偏小	可能发生	影响较大	中	根据相关标准进行年度检测验证，确保符合要求。检测时机至少包括：安装后投入使用前，更换高效空气过滤器或内部部件维修后，年度的维护检测	低	同上	新设备：IVC自身性能问题或供货商未进行有效的调试；既有设备：运行维护不及时或方法不当；使用时间长，过滤器堵塞等原因

第6章　正压防护头罩

6.1　概述

6.1.1　工作原理

正压防护头罩有时也被称为头盔正压式呼吸防护系统，除对呼吸系统防护外，还可提供眼睛、面部和头部防护。《实验室生物安全认可准则对关键防护设备评价的应用说明》CNAS-CL05-A002：2020 中对正压生物防护头罩的定义为：通过电动送风或外部供气系统将过滤后的洁净空气送入头罩内并在头罩内形成一定正压，对人员呼吸和头面部提供有效防护的生物防护装备。

正压防护头罩的原理是从生命支持系统或电动送风系统向正压防护头罩提供压力和流量持续稳定的洁净空气，经过噪声消除装置后进入头罩内，向佩戴者提供呼吸的同时维持头罩内相对外界的正压，进一步阻止外部环境的生物污染物（气溶胶、液体）进入头罩内部，从而为佩戴者提供更高等级的防护。正压防护头罩克服了传统自吸过滤式防护口罩和面具由于密合不严而产生泄漏的风险，大幅提高了防护等级，而且作业人员呼吸阻力小，减少湿热，降低身体负担。

6.1.2　分类

根据《呼吸防护设备 选择、使用和维护》ISO/TS 16975—1：2016 中的分类，正压防护头罩一般按照覆盖类型、供气方式、呼吸接口松紧程度、有无过滤器和过滤器类型等进行分类。正压防护头罩按结构形式，主要分为开放型面罩、开放型头罩和密封型头罩 3 种，如图 6-1 所示。正压生物防护头罩按照供气类型主要分为电动送风过滤式正压防护头罩和压缩空气供气式正压防护头罩两种。

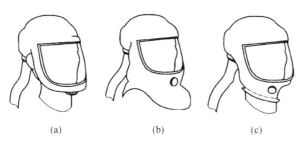

（a）　　　　　　　　（b）　　　　　　　　（c）

图 6-1　常见正压防护头罩结构形式分类
（a）开放型面罩（cL）；（b）开放型头罩（dL）；
（c）密封型头罩（dT）

我国相关标准对正压防护头罩的分类与国际标准有所不同，《呼吸防护　动力送风过滤式呼吸器》GB 30864—2014 将正压防护头罩分为密合性半面罩（PHF）、密合性全面罩（PFF）、开放型面罩（PLF）、送气头罩（PLH）4 类，其中前两类可归结为传统意义的防护面具类，开放型面罩和送气头罩则与实验室常用的呼吸防护头罩一致。《呼吸防护　动力送风过滤式呼吸器》GB 30864—2014 将开放型面罩（PLF）的整体泄漏率定为≤0.5%（即整体过滤效率≥99.5%）。国内许多头罩生产均按照《呼吸防护　动力送风过滤式呼吸器》GB 30864—2014 标准执行，如果产品分类为开放型面罩（PLF），选择此类产品时需要慎重。《呼吸防护　动力送风过滤式呼吸器》GB 30864—2014 将送气头罩（PLH）的整体泄漏率定为≤0.01%（即整体过滤效率≥99.99%），与 ISO/TS 16975-1：2016 防护分级的 PC5 级一致，满足目前国内外对烈性病原微生物防护的需求。

6.1.3　国内外标准要求

目前国内外均没有正压防护头罩的标准，对其要求一般涵盖在呼吸防护类标准内，且一般与有害化学气体防护类标准合在一起。表 6-1 给出了目前国内外呼吸防护装备类的标准规范的主要内容与适用范围。国际标准化组织发布的 ISO/TS 16975-1：2016 系列标准，对呼吸防护装置的基本要求包含风险评估、选择、培训、使用和维护等内容进行了规定，是目前体系化最强，内容最全面的标准。《呼吸防护　动力送风过滤式呼吸器》GB 30864—2014 是我国目前唯一有效的动力送风防护头罩标准，主要参考 EN12941：2009 和 EN12942：2009 制定，规定了动力送风过滤式呼吸器的分类、标记、技术要求、测试方法和标识。《呼吸防护　自吸过滤式防颗粒物呼吸器》GB 2626—2019 对自吸过滤式防护颗粒物呼吸器的分类和标记、技术要求、检测方法和标识进行了详细规定。GB 30864—2014 和 GB 2626—2019 是我国目前检验正压防护头罩的基本标准。

国内外有关正压防护头罩的标准规范对比　　　　　　　　　表 6-1

序号	标准号	标准名称	主要内容	适用性
1	GB 30864—2014	呼吸防护　动力送风过滤式呼吸器	规定了动力送风过滤式呼吸器的分类、标记、技术要求、测试方法和标识	适用于防护颗粒物和有毒有害气体或蒸气的动力送风过滤式呼吸器
2	GB 2626—2019	呼吸防护　自吸过滤式防颗粒物呼吸器	对自吸过滤式防护颗粒物呼吸器的分类和标记、技术要求、检测方法和标识进行了详细规定	适用于防护颗粒物的自吸过滤式呼吸器
3	ISO/TS 16975—1：2016	呼吸保护装置　选择、使用和维护　第 1 部分：建立和实施呼吸保护装置程序 Respiratory protective devices-Selection, use and maintenance-Part 1：Establishing and implementing a respiratory protective device programme	规定了呼吸防护装置的性能标准基本要求。指导制定符合标准性能要求的呼吸防护装置计划，包含有关风险评估、选择程序、培训、使用和维护的基本信息及操作指导	不适用于水下、飞机上、医疗生命支持呼吸器和复苏器中使用的专用呼吸防护装置

序号	标准号	标准名称	主要内容	适用性
4	ISO/TS 16975—2：2016	呼吸保护装置　选择、使用和维护　第 2 部分：建立和实施呼吸保护装置程序的简明指南 Respiratory protective devices-Selection, use and maintenance-Part 2: Condensed guidance to establishing and implementing a respiratory protective device programme	为建立和实施满足性能要求的呼吸防护计划提供了简明指南，包含有关风险评估、选择程序、培训、使用和维护的基本信息及操作指导	不适用于水下、飞机上、医疗生命支持呼吸器和复苏器中使用的专用呼吸防护装置
5	ISO/TS 16975—3：2017	呼吸保护装置　选择、使用和维护　第 3 部分：适合性测试程序 Respiratory protective devices-Selection, use and maintenance-Part 3: Fit-testing procedures	提供了为满足性能标准要求的紧密贴合型呼吸防护装置（RPD）建立和实施适合性测试计划的基本要求	不适用于单独的呼吸防护装置
6	EN132—1999	呼吸保护装置　术语和象形图的定义 Respiratory protective devices-Definitions of terms and pictograms	对呼吸防护装置的各术语和象形图进行了详细定义	不适用于潜水设备的呼吸防护装置
7	EN136—1999	呼吸保护装置：全面罩要求、测试和标记 Respiratory protective devices-Full face masks-Requirements, testing, marking	规定了全面罩的要求、测试和标记	不适用于潜水设备的全面罩
8	EN140—1999	呼吸保护装置：半面罩和 1/4 面罩的要求、测试和标记 Respiratory protective devices-Half masks and quarter masks-Requirements, testing, marking	规定了半面罩和 1/4 面罩的要求、测试和标记	不适用于逃生设备和潜水设备的半面罩和 1/4 面罩

序号	标准号	标准名称	主要内容	适用性
9	PREN 12941—2016	呼吸保护装置：宽松贴合呼吸接口（RI）的电动过滤呼吸防护装置（RPD）的最低要求、实验室测试和实际性能测试的规范及要求 Respiratory protective devices-Powered filtering devices incorporating a loose fitting respiratory interface-Requirements, testing, marking	规定了宽松贴合呼吸接口（RI）的电动过滤呼吸防护装置（RPD）的最低要求、实验室测试和实际性能测试的规范及要求	不适用于缺氧环境（氧气体积分数小于17％）下使用的呼吸防护装置
10	PREN 12942—2016	呼吸保护装置：电动呼吸防护装置（RPD）的最低要求、实验室测试和实际性能测试要求 Respiratory protective devices-Power filtering devices incorporating full face masks, half masks or quarter masks-Requirements, testing, marking	规定了电动呼吸防护装置（RPD）的最低要求、实验室测试和实际性能测试要求。该装置包括全面罩、半面罩或1/4面罩以及用作呼吸防护装置的气体、颗粒或组合过滤器	不适用于缺氧环境（氧气体积分数小于17％）下使用的呼吸防护装置

6.2　选型

6.2.1　标准依据

正压防护头罩选择应参照相关规范进行，ISO/TS 16975—1：2016 和《呼吸防护用品的选择、使用与维护》GB/T 18664—2002 等标准对如何选择合适的防护装备进行了详细规定。ISO/TS 16975—1：2016 的第 7 部分详细介绍了呼吸防护装备选择的流程、风险评估、适合性评估等，并对环境危害进行了分级。特别地，ISO/TS 16975—1：2016 的附录 H 专门对生物气溶胶防护的呼吸防护装备选择进行了说明，特别强调了应根据国家、部门、地方和行业相关规定进行装备选择，或者确定或怀疑环境中存在可导致感染的生物因子。《呼吸防护用品的选择、使用与维护》GB/T 18664—2002 规定呼吸防护装备的选择应重点考虑 3 个方面：工作环境、工作性质和工作人员。

（1）工作环境

工作环境一般分为立即威胁生命和健康（IDLH）环境和非立即威胁生命和健康（非IDLH）环境。《呼吸防护用品的选择、使用与维护》GB/T 18664—2002 规定，有害环境性质未知、缺氧或无法判断是否缺氧、有害物质浓度未知或达到或超过 IDLH 浓度，则此类环境分类为 IDLH 环境，此类环境下作业一般推荐选择正压式呼吸防护装备。

（2）工作性质

对工作环境危险评估后，工作性质决定了人员如何选择合适的装备，ISO/TS 16975—1：2016 和 GB/T 18664—2002 均从工作强度、持续时间、操作精细要求、活动距离、视野、通信等方面进行了分析和规定。

（3）工作人员

相关标准从人员体形、头形、视觉矫正、心肺功能等方面规定了适宜于采用正压防护头罩的情况。如面部有疤痕、畸形、褶皱者，需要佩戴眼镜且不宜佩戴隐形眼镜者，有心肺系统病史者，对狭小空间和呼吸负荷存在严重心理应激反应者，适宜佩戴正压防护头罩。

6.2.2　工艺依据

正压防护头罩选型的工艺依据原则是危害等级和操作风险，主要包括以下几个方面：

（1）在对未知或未鉴定分类的病原微生物进行操作时，不管有无隔离器、生物安全柜等初级防护屏障，均应选择正压防护头罩。

（2）在没有隔离器、生物安全柜等初级防护屏障下进行产生生物气溶胶的作业时，应选择正压防护头罩，如开放式动物饲养、取材、解剖等。

（3）确定操作病原可通过呼吸道传播、感染，且操作过程可能产生含病原的气溶胶时，应选择正压防护头罩。

6.2.3　选型步骤

正压防护头罩的选型应按照 ISO/TS 16975—1：2016 的步骤，结合环境、任务、人员进行风险评估，然后选择适合的防护等级，再根据防护等级选择不同类型的防护头罩。ISO/TS 16975—1：2016 将已知生物气溶胶感染风险环境的防护等级定为≥PC5，即防护头罩整体过滤效率应≥99.99%。对应的，我国标准《呼吸防护用品的选择、使用与维护》GB/T 18664—2002 和《呼吸防护　动力送风过滤式呼吸器》GB 30864—2014 将开放型面罩（PLF）的整体泄漏率定为≤0.5%（即整体过滤效率≥99.5%），因此该 PLF 面罩是不满足 ISO/TS 16975—1：2016 防护等级要求的，在选择 PLF 面罩时，一定注意要求供应商的产品整体泄漏率≤0.01%。《呼吸防护　动力送风过滤式呼吸器》GB 30864—2014 将送气头罩（PLH）的整体泄漏率定为≤0.01%（即整体过滤效率≥99.99%），与 ISO/TS 16975—1：2016 防护分级的 PC5 级一致。

具有独立的生命支持系统且人员活动范围较小的实验室，优先选择压缩空气集中供气式头罩，其他实验室以选择电动送风过滤式正压防护头罩为主。

6.3　组装

6.3.1　组装要求

正压防护头罩作为一种个人防护装备，结构较为简单，日常组装工作量小，组装分类和要求主要包括新头罩使用前组装和头罩维护后组装。

6.3.1.1　新头罩使用前组装

新购置装备后一般包装为散装，在使用前应详细阅读使用说明书或用户指南，按照步骤进行头罩组装，组装过程中要求动作舒缓，严禁使用蛮力，组装完毕后，按照要求进行开机运行检查，检查内容主要包括外观、零部件连接强度、显示、报警（提示）、电量、噪声等。

（1）组装后不产生结构性破损，特别注意管道接口、螺纹等部位有无外力作用形成的开裂等缺陷；

（2）能够与佩戴者直接接触的部分不得有尖锐边缘和毛刺；

（3）过滤元件、进气阀、排气阀、头带和导气管的头罩，安装后应检查各部位的安装密合性和连接强度；

（4）导气管安装后不应限制佩戴者头部活动或行动，不应出现限制、阻塞气流的情况；

（5）需要显示的内容应正常显示；

（6）应特别注意，在开机状态下晃动电动送风系统检查电池是否存在虚接现象；

（7）堵住送风系统送风口，检查低风量报警是否正常触发；

（8）检查风机运转是否正常，噪声有无异常现象；

（9）有条件的，应检查过滤效率。

6.3.1.2　头罩维护后组装

头罩在定期维护、消毒维护、维修维护等维护后需要进行重新组装，同样须按照使用说明书、用户指南或作业指导书规定的步骤进行头罩组装。

（1）重点检查组装后可能存在的结构性破损，特别注意管道接口、螺纹等部位有无外力作用形成的开裂等缺陷；

（2）必须检查过滤元件、进气阀、排气阀、头带和导气管等各部位的安装密合性；

（3）如拆解更换了过滤元件，则必须检查过滤效率；

（4）需要显示的内容应正常显示；

（5）检查外观是否有影响使用安全的破损；

（6）检查报警、提示、噪声等是否异常。

6.3.2　注意事项

正压防护头罩组装注意事项包括：

（1）新装备组装前应详细阅读使用说明书、使用指南等文件，或者咨询专业人员；

（2）维护后安装前要重点检查各零部件是否完好，发现损坏要进行评估，确保无风险后方可进行组装；

（3）应特别注意避免密封垫圈等细小零件在组装时遗漏；

（4）组装完成后要检查组装的正确性，包括零部件连接强度、外观、运行情况等。

6.3.3　验收要求

在进行验收前，正压防护头罩应组装、调试、检测完毕，供货商应提供的材料包括但不限于以下内容：

(1) 使用说明书；

(2) 装箱清单；

(3) 检验合格证：要有制造厂名称、产品名称及型号、检验日期和检验员带好等；

(4) 组装完毕后的正压防护头罩性能检验报告，检验项目应包括但不限于外观及配置、送风量、过滤效率、头罩内噪声、连续工作时间、低电量报警、消毒效果验证等。

6.4　运行维护

6.4.1　日常运行

正压防护头罩日常运行主要步骤包括：

1. 运行前完整性检查

日常运行前应检查正压防护头罩是否完好，确保无开裂、划伤，排气阀片（适用时）是否密闭良好，空气过滤器是否连接紧密、电池是否为满电，查看上次运行记录是否有异常未处理。压缩空气供气式正压防护头罩还应检查送气调节阀是否有异常。

2. 运行前状态检查

按下控制开关，启动风机后，观察显示是否正常，送气管是否顺畅，风机运行是否平稳，噪声是否正常，将手伸进头罩内，应能明显感受到气流，堵上送气管一段时间，低风量报警应能触发。压缩空气供气式正压防护头罩送气流量调节应正常。

3. 佩戴

佩戴前，应先启动电动送风系统或开启流量调节阀。佩戴时先将送风系统或流量调节阀固定在身体上，调整好固定位置，然后佩戴头罩。佩戴头罩时注意应佩戴发套或帽子，严禁披散长发。佩戴后调整送气管位置，保障送气顺畅，且不向外支展。最后调节披肩等其他附属部件，确保贴身，不影响作业。

4. 使用

对于电动送风正压防护头罩，工作过程中锂电池电量不足时，动力送风系统发出报警鸣叫，此时应立即离开核心工作区。由于正压防护头罩低电量和低风量报警提示一般在背部的电动送风系统上，无法被佩戴者直接看到，提示蜂鸣器的音量有限，因此在使用过程中，佩戴者或者同伴应注意报警提示，确保报警提示被及时发现。

5. 脱下

离开核心工作区前，应对头罩外部、送风系统表面、专用背负系统和体表采用喷淋、喷雾、擦拭或其他适宜的方式进行初步消毒。离开核心工作区后，应重复上述消毒步骤，等待 5min 后，解下背负系统，脱下头罩，旋下送风管，关闭控制开关。特别应注意，整个脱下过程中，风机是最后关闭的。

6. 消毒

按照规定的方法对正压生物防护头罩进行消毒或灭菌处理。

6.4.2　常见问题

6.4.2.1　正压防护头罩消毒问题

正压防护头罩的消毒问题是生物安全实验室常见问题，在新冠肺炎疫情暴发后成为关注的焦点，因为很多医生佩戴头罩给患者做完手术后不知道该怎么安全处理头罩，这个问题才被进一步提出。正压防护头罩作为一种可重复使用的个人防护装备，消毒灭菌后才能重复使用是毋庸置疑的，关键在于用什么样的方法消毒，以及如何评估消毒效果是否达到了要求。

正压防护头罩消毒应遵循消毒对象的灭活抗性一致性原则和使用场景适宜性原则。根据作业对象的灭活抗性选择合适的消毒剂，根据正压防护头罩在工作环境中的暴露沾染程度选择合适的消毒方式。如在生物安全实验室的生物安全柜内操作，此时佩戴的正压防护头罩内部进入病原的可能性极小，则不需要对头罩内部进行消毒处理，只需表面喷雾擦拭消毒即可。若在开放型动物饲养实验室作业，正压防护头罩表面、电动送风系统隐藏缝隙甚至披肩内部均可能大量沾染病原，此时喷雾擦拭消毒的风险较大，宜采用浸泡或气（汽）体熏蒸的方式进行消毒。

6.4.2.2　正压防护头罩过滤器更换问题

目前电动送风式正压防护头罩过滤器安装基本包括内嵌式安装和外接式安装两种形式。内嵌式安装的过滤器无外壳，优点是安装后电动送风系统结构紧凑，过滤器不易松脱，缺点是过滤材料无保护，维修安装时易损坏，拆装更换复杂。外接式安装的过滤器具有独立的外壳，通过螺纹和卡口的形式安装，优点是拆装更换方便，过滤材料不易在维护过程中破损，缺点是有脱落风险。两种安装形式的过滤器均有使用周期，一般地，在实验室内使用的过滤器均不会达到最大容尘量限值，因此过滤器使用周期较长，实验室可根据实际工作时间和消毒方式制定过滤器的更换周期，但不应超过过滤器本身的使用寿命。过滤器更换可在生物安全柜等设备内直接换下，装进密封袋内消毒灭菌处理，也可在消毒灭菌后在普通环境下更换。

6.4.2.3　正压防护头罩听觉干扰问题

正压防护头罩听觉干扰主要来源于电动送风系统风机运转噪声、头罩内送气的气流噪声和头罩本身对声波的阻隔作用，导致人员之间交流困难。这三种干扰都是正压防护头罩的固有属性，无法根除，可采用佩戴无线通话器等通信工具解决。

6.4.2.4　正压防护头罩正确使用问题

正压防护头罩是被证实具有较高气溶胶和液体防护能力的个人防护装备，同口罩、护目镜一样是基本防护装备，无需与防护口罩、护目镜等重叠使用。出于对正压防护头罩安全性信任不足而同时佩戴防护口罩和护目镜的方法并不可取，因为这不仅大幅增大佩戴者的生理和心理负担，且有可能导致正压防护头罩与佩戴者之间的适合度受到影响，甚至影响头罩的防护性能。佩戴者可同时佩戴普通外科口罩，以避免佩戴头罩时可能因咳嗽、打喷嚏而导致防护头罩面屏沾染异物或影响视线。

6.4.2.5　正压防护头罩使用过程中的异常问题处理

（1）过滤器脱落、管道脱落或断裂等意外情况发生时，应立即关闭电动送风系统，立即离开工作区，并对风险进行评估后进行应急处理。

（2）若风机停转，应立即离开工作区，对外表面消毒后尽快脱下头罩，并对风险进行评估后进行应急处理。

（3）若头罩部分受外力撕破，破损较小的，可用密封胶带应急密封，任务结束后再评估修复处理；破损较大的，应在开启电动送风系统的状态下立即离开工作区。

（4）若低风量报警，应自行或在他人的协助下整理送气管，查看送风系统进气口是否堵塞，如无法解除报警，应立即离开工作区，表面消毒后脱下头罩。

（5）若低电量报警，应尽快处理正在进行的工作后离开工作区。

6.4.3　维护

6.4.3.1　日常维护

正压防护头罩日常维护主要指使用后的维护检查，所涉及项目至少包括头罩、送风系统、电池、空气过滤器、送气管等。

1. 头罩

保持正压防护头罩整洁，污渍部分应采用对头罩材料无腐蚀的洗涤剂清洗。清洁时应避免视窗磨损和头罩被锐物刺穿。应检查头罩接缝完整性，如有跳线、开裂等，应及时修补。

2. 送风系统

送风系统应检查外观、固定腰带、垫圈、紧固件等零部件。外观主要检查有无破损、裂痕、腐蚀等问题；固定腰带主要检查牢固度和调节搭扣的灵活度；垫圈主要检查是否老化、变形、开裂；紧固件主要检查是否松动，并用专用工具进行紧固。长期贮存过程中，至少每隔半年开机运行一次，注意观察风机运行状况，出现异常应及时维修。

3. 电池

使用规定的充电器对电池充电，首次充电时间 10～14h，使用后应及时充电，如长期不用，至少每隔半年充电一次，避免频繁充放电，电池宜在电量半满的状态下贮存。

4. 空气过滤器

对于内置式高效空气过滤器，日常维护必须在经过消毒后进行。经消毒后，打开电动送风系统，检查过滤器是否开胶、变形、滤纸破损、密封圈破损等，有上述现象则须更换过滤器，如有异物堵塞，则清洁过滤器。对于外接式高效空气过滤器，则应检查是否有撞击、挤压、滤纸破损或异物堵塞，有上述现象则须更换过滤器。

5. 送气管

送气管的日常维护包括检查送气管弹性、折弯性是否良好，以及有无划伤、穿刺等问题。

6.4.3.2　定期维护

1. 使用前检查维护

使用前重点检查维护项目为流量、运转顺畅性、完整性、滤盒检查、配件更换等。

使用前检查应包括以下内容（如适用）：

（1）检查正压防护头罩的完整性；

（2）在使用过滤器的地方，检查过滤器的类型和等级是否正确、完好并正确安装，而不是已损坏、过保质期或超过使用寿命；

（3）对于电动送风式正压防护头罩，检查制造商提供的最小设计流量；

（4）对于压缩空气式正压防护头罩，检查供气压力和/或流速是否正确；

（5）如果呼吸防护装置具有集成通信设备，检查佩戴是否正确。

仅当所有使用前检查都令人满意时才能使用正压防护头罩。

2. 定期检查维护

正压防护头罩应定期维护，定期维护周期不宜超过 6 个月。定期检查维护项目至少应包括以下内容（如适用）：

（1）检查正压防护头罩的完整性；

（2）检查过滤器是否经撞击、挤压、开胶、变形、滤纸破损、密封圈破损等，有上述现象则须更换过滤器，如有异物堵塞，则清洁过滤器；

（3）对于电动送风式正压防护头罩，检查制造商提供的最小设计流量；

（4）对于压缩空气式正压防护头罩，检查供气压力和/或流速是否正确；

（5）如果呼吸防护装置具有集成通信设备，检查集成通信设备通信质量及有效性；

（6）运行一个工作周期，检查报警、提示、噪声等是否异常；

（7）检查电池容量变化，或者检查送风系统连续工作时间是否满足要求。

6.4.3.3　专业保养与检测周期

应按照《实验室生物安全认可准则对关键防护设备评价的应用说明》CNAS-CL05-A002：2020 第 5.15 条确定正压防护头罩专业保养与检测周期和时机。

专业检测时机至少应包括：

（1）购置后，投入使用前；

（2）设备的主要部件（如过滤器、头罩、送风系统、电池）更换或维修后；

（3）年度的维护检测。

检测项目至少应包括（适用时）：

（1）外观及配置；

（2）送风量；

（3）过滤效率；

（4）头罩内噪声；

（5）连续工作时间；

（6）低风量报警、低电量报警；

（7）消毒效果验证。

6.5　风险评估及风险控制

风险评估对于正确选择和使用正压防护头罩至关重要。在正压防护头罩用于日常工作、应急工作、救援（包括应对灾难性事件）或逃生之前，应由安全检查员进行。以下情况应进行风险评估：在所有新工作流程开始之前；工作条件发生变化；对于新佩戴者，不在现有适用性评估范围内；定期进行，根据国家或地方法规或每年至少一次。表 6-2 给出了正压防护头罩主要风险因素的风险评估及应对措施。需要指出的是表中给出的这些风险主要是针对正压防护头罩在生物安全性能方面存在的主要风险，也包括部分设备部件或构件自身的机械故障风险，但零部件机械故障方面的风险列出得并不全面，实验室应根据对其运行机理及部件构造认识的增加，逐步完善这部分风险清单。

正压防护头罩风险评估及应对措施　　　　表 6-2

序号	风险识别	风险评估			风险应对	剩余风险	对应的管理体系文件	备注（风险发生的可能原因）
		风险分析		风险评价				
		风险可能性	风险后果	风险等级				
1	高效空气过滤器泄漏或过滤效率不达标	可能发生	影响重大	高	根据相关标准进行年度检测验证，确保符合要求。检测时机至少包括：购置后投入使用前、更换高效空气过滤器或内部部件维修后，年度维护检测	低	《正压防护头罩安全检查和维护保养操作规程》	新设备：高效过滤器滤芯或安装边框泄漏；既有设备：高效空气过滤器松动或脱落；使用时间长或消毒等原因，滤材或粘胶老化
2	由于外力导致无法表观检查的密封性受损	可能发生	影响较大	中	建立控制程序，定期检查、检测及评估	低	同上	头罩被实验动物抓破、被实验室器材划破等原因
3	风机故障停转	可能发生	影响重大	高	建立操作规程、作业指导书但需定期检查	低	同上	新设备：自身性能问题或供货商未进行有效的调试；既有设备：使用时间长致使部件老化等原因
4	电池突然脱落或断开	可能发生	影响重大	高	建立操作规程、作业指导书但需定期检查	低	同上	使用前未进行头罩完整性检查
5	低电量报警故障	可能发生	影响较大	中	建立控制程序，定期检查、检测及评估	低	同上	使用前未进行头罩完整性检查
6	低风量报警故障	可能发生	影响重大	高	建立控制程序，定期检查、检测及评估	低	同上	异物被吸进高效空气过滤器导致堵塞，头罩送气管被挤扁，头罩送气管被实验动物或其他设备器材扯断

续表

序号	风险评估			风险应对	剩余风险	对应的管理体系文件	备注（风险发生的可能原因）
	风险识别	风险分析	风险评价				
		风险可能性	风险后果	风险等级				
7	密封零部件老化	可能发生	影响较大	中	建立控制程序，定期检查、检测及评估	低	同上	使用时间长或因消毒等原因致使部件老化
8	头罩非密封性材料老化	可能发生	影响较大	中	建立操作规程、作业指导书但需定期检查	低	同上	使用时间长或因消毒等原因致使部件老化
9	风机电机起火产生有毒气体致人窒息	可能发生	影响重大	高	建立操作规程、作业指导书但需定期检查	低	同上	使用时间长或因消毒等原因致使部件老化
10	压缩空气送气管脱落	可能发生	影响较大	中	建立控制程序，定期检查、检测及评估	低	同上	送气管被实验动物或其他设备器材扯断
11	压缩空气送气管堵塞	可能发生	影响较大	中	建立控制程序，定期检查、检测及评估	低	同上	异物被吸进高效空气过滤器导致堵塞

上篇参考文献

[1] 中国建筑科学研究院. 生物安全柜[S]. JG 170—2005. 北京：中国标准出版社，2005.

[2] 曹国庆，张彦国，翟培军，王荣 等. 生物安全实验室关键防护设备性能现场检测与评价[M]. 北京：中国建筑工业出版社，2017.

[3] 曹国庆，王君玮，翟培军，王荣 等. 生物安全实验室设施设备风险评估技术指南[M]. 北京：中国建筑工业出版社，2018.

[4] 曹国庆，唐江山，王栋，王荣 等. 生物安全实验室设计与建设[M]. 北京：中国建筑工业出版社，2019.

[5] LadGaurd ES Energy Saver Class Ⅱ，Type A2 Laminar Flow Biosafety Cabinet Operation and Maintenance Manual[Z]，2020.

[6] Labconco Logic＋Type B2 Biosafety Cabinets User's Manual[Z]，2019.

[7] 中国合格评定国家认可中心. 实验室生物安全通用要求[S]. GB 19489—2008. 北京：中国标准出版社，2008.

[8] Public Health Agency of Canada. Canadian biosafety standard(CBS)[S]. 2nd ed. 2017.

[9] 赵四清，王华，李萍 等. 生物安全实验室设施与设备[M]. 北京：军事医学出版社，2017.

[10] 中国合格评定国家认可中心. 病原微生物实验室生物安全风险管理手册[M]. 北京：中国标准出版社，2020.

[11] Krohn TC. Method developments and assessments of animal welfare in IVC-systems[M]. Printed by DSR Grafik，2002.

[12] Corning BF，Lipman NS. A comparison of rodent caging systems based onmicroenvironmental parameters [J]. Lab Animal Sci，1991，41：498-503.

[13] Lipman NS，Corning BF，Saifuddin M. Evaluation of isolator caging systems forprotection of mice against challenge with mouse hepatitis virus [J]. Lab Animals，1993，27：134-140.

[14] Hoglund AU，Renstrom A. Evaluation of individually ventilated cage systems forlaboratory rodents：cage environment and animal health aspects [J]. Lab Animals，2001，35(1)：51-57.

[15] 战大伟，江其辉，仇志华 等. 独立通风笼（IVC）在实验动物中的应[J]. 中国比较医学杂志，2006，16（10）：631-634.

[16] CEE//EEC. Council Directive 90/219/EEC on the contained use of genetically modified micro-organisms，1990.

[17] CEE//EEC. Council Directive 98/81/EC amending Directive 90/219/EEC on the contained use of genetically modified micro-organisms，1998.

[18] Safety of machinery：Basic concepts，general principles for design，Part 1：Basic terminology，methodology[S]. EN 12100-1.

[19] Safety of machinery：Basic concepts，general principles for design，Part 2：Technical principles [S]. EN 12100-2.

[20] Acoustics：Determination of sound power levels of noise sources using sound pressure，Engineering method in an essentially free field over a reflecting plan[S]. EN 3744.

［21］ High efficiency air filters（HEPA and ULPA）part 1：Classification，performance testing，mark ［S］．EN 1822-1.

［22］ Biotechnology：performance criteria for filter elements and filtration assembli［S］． EN 13091.

［23］ Cleanrooms and associated controlled environments-Part 3：Test methods［S］． EN 14644-3.

［24］ CE 2003/65 Protection of animals used for experimental and other scientific purpose［Z］，2003.

［25］ 曹冠朋，冯昕，路宾．高效空气过滤器现场检漏方法测试精度比较研究［J］．建筑科学，2015(6)：145-151.

［26］ 曹冠朋．生物安全实验室隔离装备排风高效现场检漏方法研究［D］．北京：中国建筑科学研究院，2015.

［27］ 尹松林，傅江南．实验动物独立通气笼盒系统设计应用［M］．北京：人民军医出版社，2008.

［28］ 中国建筑科学研究院．生物安全实验室建筑技术规范［S］．GB 50346—2011．北京：中国建筑工业出版社，2012.

［29］ 中国合格评定国家认可中心．实验室设备生物安全性能评价技术规范［S］．RB/T 199—2015．北京：中国标准出版社，2016.

［30］ Public Health Agency of Canada．Canadian Biosafety Standard（CBS）Second Edition［M］．Ottawa，2015.

［31］ Public Health Agency of Canada．Canadian Biosafety Handbook（CBH）Second Edition［M］．Ottawa，2015.

［32］ Department of Health and Human Services．Biosafety in Microbiological and Biomedical Laboratories，5th ed．［M］．Atlanta，Georgia：December，2009.

［33］ 全国认证认可专业委员会．GB 19489—2008《实验室 生物安全通用要求》理解与实施［M］．北京：中国质检出版社，2010.

下篇　常见防护设备运维管理

第 7 章　综　　述

生物安全实验室的使命是提供高质量的研究、检测、监测等报告，并以确保各项工作安全为第一要务，实验室如果缺乏健全和行之有效的管理体系，无论多么高级的实验室硬件设施，都难以发挥其真正的安全作用。而作为实验室的硬件支撑——防护设备凸显其核心作用，所以，实验室的首要任务就是要建立起有效可行的安全管理体系，这其中包括关键防护设备生物安全管理体系建立，让实验室所有人牢固树立安全意识，人人依据法律法规，遵守规章制度，规范操作，实验室的安全才会得到保障，人员才不会被感染，环境才不会被污染。

因此，建立实验室防护设备生物安全管理体系指南对实验室的安全管理至关重要，防护设备由于其自身性质、导致危害的途径、引起的后果不同，在使用和管理期间都需要遵循与其特性相适应的要求和程序，因此，建立管理体系指南迫在眉睫，这样可以指导我们在操作病原微生物的时候能安全、正确地管理和使用防护设备，以防止和减少对工作人员和环境等的生物安全风险可能造成的危害。

生物安全关键防护设备管理体系是多要素、多环节、多细节构成的有机整体，如关键防护设备的生产厂家、采购运输、安装使用、维修维护、检定校准、评估评价及报废处置等一系列管理体系运行的整个过程建立安全管理的目标，为了达到这个安全管理的目标，例如安全目标、质量目标等，就要以整体优化的要求处理相关过程中各项要素的协调和配合，也就是要进行体系建设和管理，从而构成安全管理体系。同时，要及时分析解决体系运行过程中出现的问题和风险，并注意解决在内外环境变化时体系的适应性问题，使管理体系能够有效运行，同时始终保持可靠、可预期，确保每个工作过程的有效性，使各要素配合、有序，形成一个完整的体系。

本书着重对生物安全实验室关键防护设备的管理体系建立指南，阐明关键防护设备的建设目标、管理方针、运行过程和具体要求，归纳总结生物安全实验室关键防护设备的安全管理，并针对性地提出可持续发展的管理理念，以标准化、精细化的理念明确管理体系建立指南，以期为我国生物安全关键防护设备的进一步安全管理提供参考与借鉴，持续加强各实验室生物安全保驾护航的能力。

第8章 防护设备安全管理体系建立准备工作

防护设备安全管理体系是实验室管理体系全要素的一个领域，对于生物安全实验室的关键防护设备来说，操作人员、设备、设备维护、设备使用过程和使用方法，以及设备所处的环境条件等要素构成了生物安全实验室关键防护设备的管理体系。

建立生物安全实验室关键防护设备的管理体系，需要实验室管理者首先树立防护设备是影响实验室安全运行和检测质量的关键的管理观念。其次在防护设备安全管理体系运行中，要及时分析解决管理体系运行中出现的问题，并注意解决设备发生变化时体系的适应性和有效性问题，使防护设备管理体系能够有效安全运行；再次，生物安全实验室的管理者要树立过程观念，厘清设备工作的各个环节及其顺序，按照既定的过程对各个使用和管理环节进行控制，并将每个过程的输出视为下一个过程的输入，确保每个过程工作的有效性，使各环节配合、有序，形成一个完整的防护设备管理体系。

8.1 管理体系的构成和原则

8.1.1 管理体系的构成

生物安全实验室防护设备管理体系由组织结构及管理制度、操作规程、使用过程和资源配置四部分组成，其作用是按照生物安全实验室的规定正确使用关键防护设备开展实验室活动，并在使用过程中发现问题，并对其纠正、改进和提高，最终实现生物安全实验室总的管理方针和目标。

8.1.1.1 组织结构及管理制度

生物安全实验室关键防护设备管理体系这一组织是由一组人构成的，其组织结构即为构成生物安全实验室关键防护设备的全部人员的职责、权限和相互关系的安排，要使生物安全实验室关键防护设备这一组织构成的体系良好安全运行，就必须建立管理制度，按某种方式建立适当的职责权限及其相互关系，其目的就是为了实现生物安全实验室防护设备管理的方针、目标，其内涵是实验室相关人员在职、责、权方面的结构体系，同时，明确了实验室关键防护设备的管理层次和管理内容，从整体的角度合理安排实验室关键防护设备管理的上下级和同级之间的职权关系，把职权合理分配到各个层次、部门直至个人，规定不同部门、不同岗位、不同人员的具体职权，建立起集中统一、整体协调、相互配合的管理结构和制度。

8.1.1.2 操作规程

操作规程是"为进行某项活动或过程所规定的途径"，操作规程通过明确过程及其相关资源和方法，来确保过程的规范性。实验室防护设备操作规程分为管理性程序和技术性程序两种，管理性程序为设备的规定、相关人员的职责、岗位责任制度等；技术性程序为设备的操作规程。编制文件化的操作规程，其内容应包括目的、范围、职责分工、操作流程、支持性文件和技术记录、表格等，其中操作流程应明确规定该设备应由谁操作、怎样操作等，作为安全性文件，还应重点关注设备操作时的风险点。建立操作规程文件时，应实事求是，不应照搬其他实验室的设备操作规程，对于操作规程的文件制定、批准、发布都应有一定的要求，要使实验室相关人员了解、理解并具体实施，必要时应对防护设备相关人员进行培训。操作规程文件是实验室相关人员工作的行为规范和准则要求，对实验室的人员有约束力，任何涉及人员均不能违反相应的操作规程。

8.1.1.3 使用过程

使用过程是指利用防护设备实现某一检测、实验或者研究结果而开展的一系列活动。实验室内的涉及引起致病性病原微生物暴露活动的工作通常是通过防护设备的使用或保障安全来完成的。根据使用过程的不同，一个过程可能包含多个纵向（直接）过程，也可能涉及多个横向（间接）过程，在相关资源配置的支持下，逐步或同时完成这些过程，才是一个完整的过程，其中任何一个小过程或相关过程所实现的预期结果，都会影响全过程的最终结果，所以要对所有活动的使用过程进行全面控制，同时为控制风险较高过程的生物安全，在使用过程中应做好相关记录，目的是形成工作人员良好工作规范，同时确保某些高风险工作步骤实施过程可追溯。

8.1.1.4 资源配置

实验室资源包括人员、设施、设备、材料、技术、方法、管理以及经费等。衡量一个实验室的资源保障，主要反映在是否具有满足实验室工作和安全保障所需的各种仪器、设备（含各类试剂）、设施和一批具有经验、资历的技术人员和管理人员，这是保证实验室关键防护设备安全运行、完成工作、不出安全事故的基本条件。

8.1.2 防护设备管理体系建立的原则

生物安全实验室关键防护设备管理体系是以生物安全管理方针为基础，以明确的安全目标为目的，建立一套完整的组织机构和管理制度，规定所有相关人员的职责，按规定的安全程序进行工作和活动，将资源（人、财、物、信息等）转化为良好的安全工作环境的一个有机整体。一个单位的实验室要建立关键防护设备生物安全管理体系，一般包括以下七个方面：

1. 满足需求

建立管理体系源于被需要。生物安全实验室关键防护设备由于客观上需要使用其操作病原微生物，存在操作过程以及运行结果的安全需求，因此需要建立生物安全关键防护设备管理体系来实现这个需求。

2. 领导作用

实验室管理层对于实验室生物安全关键防护设备管理体系的建立、机构的设置和职能的划分以及资源的配置等起着决定性作用，因此管理层必须统一思想，做到步调一致，协调谋划实验室生物安全关键防护设备管理体系的建设。

3. 积极参与

实验室管理层、设备操作者和设备使用者乃至设备采购和维护人员等，每个人都涉及实验室关键防护设备安全管理体系的建立与安全运行。实验室的最高管理者必须使这些人员充分理解管理体系的重要性，知道在建立管理体系过程中的职责和作用。

实验室在建立关键防护设备管理体系时，要向全体相关人员进行国家相关法律法规和管理体系方面的宣传与培训，使其很好地理解条例、标准的内容和要求。

4. 注重过程

实验室防护设备管理体系是通过一系列活动过程实现的，通过识别过程，确定输入和输出，确定将输入转为输出所需的各项活动、职责和义务，确定所需的资源、活动间的连接等，以实现过程并获得预期的结果。在应用过程中，必须对每个过程，特别是关键过程的要素进行识别和管理，这些要素包括：输入、输出、活动、资源、管理和支持性过程，过程识别其实也是风险识别和评估，特别是其中风险识别的基础。

5. 持续改进

持续改进对于实验室，特别是防护设备能够保持安全和有效利用，对实验室安全运行过程中的各种变化做出反应，并进一步改善和提高整个实验室的安全和能力，都是非常必要的。

实验室防护设备管理人员要对持续改进做出承诺、积极推动、定期更新，实验室与设备相关人员都要积极参与持续改进的活动。持续改进是永无止境的，改进应成为每一个实验室永恒的追求、永恒的目标、永恒的活动。

6. 关系管理

随着社会的发展，为了不断提高效率、降低成本，同时迅速掌握并提升专业化水平，社会分工越来越细。实验室围绕关键防护设备的管理不是孤立的，与相关方，如供应商、服务方、承包方等供方密切相关，必须建立"与供方互利的关系"；实验室的活动离不开防护设备的密切配合和人员的管理。实验室设备与相关方之间不再是简单的"供—需"关系，而是合作伙伴的关系，双方都在为共同的利益而不懈地努力。这种"双赢"的思想，可使成本和资源进一步优化，能对变化的市场做出更灵活和快速一致的反应。

7. 监督核查

建立完善实验室防护设备的监督核查机制，是实现实验室整体管理方针目标的重要保障。为了能持续改进和完善实验室设备的生物安全管理要求，建立内部监督核查机制是不可缺的。管理体系中内部监督和核查机制一般可采用的是落实安全计划、开展内部审核和管理评审等方式。实验室管理层通过内部监督核查内容所反映的实验室设备管理现状，有利于提升管理持续改进的针对性，对制定进一步加强实验室管理的相关决策起到良好的支撑作用。

8.2　防护设备管理体系的建立

为保证实验室生物安全，建立、实施和维持一个有效的实验室生物安全关键防护设备管理体系十分必要。建立关键防护设备管理体系的前提是充分、准确理解国家相关法律法规、标准规范的要求并明确实验室关键防护设备安全运行的目标；策划者对关键防护设备情况的了解及认识，直接影响管理体系的适宜性。管理体系建立后，在试运行过程中，实验室通过对关键防护设备的安全检查，通过组织实验室内部审核、管理评审等活动，将不断获得改进的机会，促进管理体系不断完善，使管理体系更加系统、充分，更加适宜于自身情况，更加符合法律法规及标准规范的要求，体系运行也将更加有效和安全。

做好生物安全实验室防护设备的安全管理工作，重点要在全面了解防护设备的基础上，与实验室防护设备相关的部门和人员承担相应的管理和使用的职责，在实施和运行过程予以客观有效的评价，以不断促进和优化实验室防护设备的安全管理。具体来说，对实验室防护设备安全管理应包括设备的选择、使用、维护、检定和安全性评价，这需要防护设备的安全管理人员和使用人员共同配合，以个体为基础实行有针对性的安全管理。

8.2.1　管理体系建立的依据

我国以《中华人民共和国生物安全法》为核心，由生物安全基础性法律、生物安全管制性法律法规、技术标准体系、特定事项部门规章等组成的层次分明、建制完备、内在协调的生物安全法律体系已经基本形成。关键防护设备的生物安全管理体系，应符合我国生物安全相关法律法规及标准规范的要求。同时，可参考生物安全国际规范，借鉴国际生物安全管理理念，为建立科学、系统、全面、适宜的生物安全管理体系提供思路。

（1）法律法规

《中华人民共和国生物安全法》《病原微生物实验室生物安全管理条例》。

（2）国家和行业标准

《实验室　生物安全通用要求》GB 19489—2008、《生物安全实验室建筑技术规范》GB 50346—2011、《病原微生物实验室生物安全通用准则》WS 233—2017、《实验室设备生物安全性能评价技术规范》RB/T 199—2015、《Ⅱ级生物安全柜》YY 0569—2011、《排风效过滤装置》JG/T 497—2016、《传递窗》JG/T 382—2012 等。

（3）国际规范

世界卫生组织《实验室生物安全手册》《生物安全程序管理》，美国《微生物和生物医学实验室生物安全》，加拿大《加拿大生物安全标准和指南》等。

（4）认可准则

《实验室生物安全认可准则》CNAS-CL05：2009 和《实验室生物安全认可准则对关键防护设备的应用说明》CNAS-CL05-A002：2020。

8.2.2　管理体系建立的要点

建立生物安全关键防护设备管理体系时，需要关注以下原则，并在这些原则的指导下落实各阶段工作，才能保障建成的管理体系具有符合性、适宜性、有效性、全面性和系统性。

1. 目标引领

建立实验室生物安全关键防护设备管理体系的目的是为了实现实验室全面安全的管理方针和目标。要求在风险评估和循证思维理念的基础上，充分了解每个设备的特性，平衡与设备实际存在的风险，能够实施经济可行、可持续改进、与自身情况和优先事项相关的生物安全管理政策和保障措施。

建立管理体系时，实验室管理者应以管理目标为引领，再根据目标设定重要的要素和使用设备过程中的各个环节，配置相应的资源，确定职责、明确分工，制定详细的计划并落实对计划实施情况的检查，待进行周密的策划之后再实施。

2. 注重整体

管理体系要覆盖实验室生物安全关键防护设备运行的全要素和全过程，同时要做到法律法规、标准的全面符合，并强调质量、安全和高效的统一，一个有效的管理体系，既要满足质量要求、满足安全要求，也要能充分实现整个实验的有效准确结果，尤其要确保相关人员的积极参与，每个人都是管理体系的一个要素，也是执行程序的主体，缺一不可。同时，管理不是与非管理者无关的事情，在有效运行的管理体系中，每个人既是管理者也是被管理者，同时也是合作者。实验室生物安全关键防护设备运行和管理体系的各个阶段，以系统化的思想为指导，注重整体优化，有助于整个实验室提高实现目标的有效性和高效性。

3. 持续改进

实验室生物安全关键防护设备的安全运行是一个动态的过程，实验室外部环境、内部因素总是在不断变化，在变化过程中，需要实验室自行发现问题，并对其纠正、改进和提高，从而保障体系有效运行，实现实验室发展的方针。防护设备管理体系运行过程中，可以通过不同的切入点实现持续改进，包括日常安全检查、日常监督管理、全面系统检查、内部审核、管理评审、事故报告、外部检查或现场评审，等等。所有有关管理体系的国家标准或国际标准都特别重视改进，不能得到持续改进的管理体系则无法长期维持。

8.2.3　管理体系建立的过程

实验室初次建立管理体系一般包括以下几个阶段，每个阶段又可分为若干具体步骤。

1. 策划与准备

"磨刀不误砍柴工"，充分的准备、精心的策划是建立适宜的、符合国家法律法规及标准要求的实验室管理体系的必要保障。该阶段一般分为以下几个步骤：

（1）全员培训

首先需要对实验室防护设备的管理、使用、维护，甚至采购相关的人员进行全面培训，让每个成员对生物安全防护设备管理体系建立都有充分的认识和理解，同时要让他们认识到实验室设备管理的现状和与先进管理理念之间的差异，认识到建立先进管理体系的意义。

人员培训是建立管理体系的基础，只有对体系有充分的认识，对生物安全法律法规、相关标准全面掌握，才能结合实验室实际情况建立适宜的生物安全关键防护设备管理体系。培训内容应包括生物安全相关法规标准、体系基础知识、设备管理相关知识和技能、计划开展工作相关的知识和技能以及实验室运行的基本条件涉及的内容等。

管理层需要充分了解建立和完善防护设备管理体系的迫切性和重要性，明确管理层在管理体系建设中的关键地位和主导作用，还需要全面了解管理体系的内容，认识到体系的每个要素，每个过程都将对实验室关键防护设备的使用安全产生重要影响；执行层（包括设备管理员、使用人员和维护人员），需要认识积极参与的意义和严格执行相关规定以及程序、要求的重要性，每一位相关人员均应掌握各自岗位的活动要求。通过培训，使每个成员对管理体系都有充分的认识和理解，认识到建立管理体系的意义，逐步培养实验室的生物安全文化。

（2）识别过程

在准确掌握和理解生物安全关键防护设备管理体系的概念内容、方法手段，并制定了方针、目标的情况下，实验室需要基于自身情况，充分识别过程，确定控制对象。虽然管理体系模式均由规划工作、生物安全风险评估、实施管理措施、审查改进等来实现持续改进，但每个实验室使用关键防护设备开展的实验活动、面临的生物安全风险、应采取的生物安全管理措施是各不相同的。这就需要实验室调查分析，应用分析结果考虑问题，并做好所有防护设备的风险评估报告，确定需要控制的要素并规避风险点。

2. 组织结构和资源配置

（1）组织结构

建立层次清晰、分工和从属明确的组织管理体系是制定、执行、评价和修改实验室生物安全关键防护设备管理体系的组织保证。实验室应根据自身的实际情况，合理设置组织机构。其原则是必须有利于生物安全工作的顺利开展、有利于生物安全管理工作的衔接、有利于机构职能的发挥。实验室生物安全关键防护设备管理组织结构应包括：

1）实验室负责人。全面负责制定防护设备管理的政策和程序，负责实验室设备运行和安全管理工作，对实验室设备负责。

2）设备管理员。设备管理员应熟悉设备的正确操作方法，并有责任指导和监督他人正确使用该设备，应正确标识设备的唯一性、校准或验证日期、下次校准或验证日期，对设施设备运行状态，（准用或停用状态）进行标识，维持和管理设备的档案。

3）设备保障员。设备保障员应根据实验室所使用的关键防护设备的复杂程度，负责安装和资产管理，并制定维修、维护和强制检定或校准计划，如果是特种设备则需要按照国家相关法规执行，以此保障和管理好实验室设备，保障其正常安全运行。

4）设备使用人员。设备使用人员均应严格按照防护设备操作规程操作。使用前要检查设备的安全性和有效性，使用后要做好记录，记录使用者、使用时间、设备运行状况等，并由使用者签字。设备要保持清洁，应采取防尘、防潮等维护措施，要定期检查和维修，保持完好备用状态。

此外，还应该考虑生物安全柜、压力蒸汽灭菌器、动物隔离设备等应由具备相应资质的机构按照相应的检测规程进行检测。实验室还应设置专门人员并制定专门的程序对服务机构及其服务进行评估并备案。还应定期对压力蒸汽灭菌器等消毒、灭菌设备进行效果监测与验证。考虑到实验室的安全性，在关键防护设备维护、修理、报废或被移出实验室前应先去污染、清洁和消毒灭菌。还应意识到，需要要求维护人员穿戴适当的个体防护设备等，避免不必要的风险。这些都需要在组织结构中明确。

（2）资源配置

资源包括人员、设备、资金等。资源是建立防护设备管理体系并实现方针和目标的必要条件。资源的配置以满足要求为目的，不应过度，但应考虑发展的需求。实验室应首先根据自身工作的特点和规模确定所需要的资源，并由实验室负责人全面负责，确保设备运行过程中质量和安全所需的资源。实验室应对竞争的激烈性和标准、技术、设备等发展的迅速性有充分的认识。

1）人力资源

人力资源是资源提供中首先要考虑的，因为所有工作都是靠人来完成的。实验室负责人应根据各工作岗位、实验活动需求，选择能够胜任的人员从事该项工作。

2）资金支持

资金支持是实验室安全工作的基本保证。实验室对于设备的生物安全管理有特殊要求，应予以足够的重视。同时，还应为实验室一定技术活动提供满足标准、规程要求的设备，以及供应品和支持性服务设施。

3. 体系文件编制

管理体系是通过文件化的形式表现出来的，是规范和实验室设备相关人员的行为，是实现生物安全方针和生物安全目标的依据，是保障实验室的安全立法。除《生物安全管理手册》需要统一由主管生物安全的部门编制外，程序文件、设备操作规程，记录表格和运维手册等文件，可按职责分工分别制订。先提出草案，再组织审核，这样有利于文件的执行和落实。在管理体系建设方面要注意以下几个方面：

（1）文件层次结构

实验室通过编制体系文件实现管理体系文件化。管理体系文件的作用是便于沟通意图、有序行动，有利于管理体系的实施、保持和改进。

管理体系文件一般分为四个层次：管理手册、程序文件、操作规程、记录表单和运维手册等。管理手册是第一层次文件，是一个将准则转化为本实验室具体要求的纲领性文件。管理手册的精髓就在于有自身的特色。程序文件是第二层次文件，是描述实施管理体系要素所围绕设备开展的活动和实施过程的文件。操作规程是第三层次文件，它是指导开展具体工作的更详细的文件。记录表单和运维手册等是第四层次文件，记录表单提供了记录的格式，规定了记录必要的内容要求，运维手册提供了设备运行及维护的指导方法。

（2）文件的基本要求

1）符合性。文件应符合相关方的要求和规定，如国家法律法规、国家标准、主管部门的要求等。

2）适宜性。文件应与实验室自身情况相适宜，应具可执行性、可操作性和适宜性。特别需要提示的是，文件对体系的描述须与体系的需求一致。

3）系统性。实验室应对防护设备管理体系的全要素、要求和规定，系统、全面、有条理地制定成管理体系文件；所有文件应按规定的方法编辑成册。

4）协调性。体系文件的所有规定应与实验室的其他管理规定相协调；体系文件之间应相互协调、互相印证；体系文件之间应与有关技术标准、规范相互协调；应认真处理好各种接口，避免不协调或职责不清。

（3）安全管理手册

生物安全管理手册是实验室安全活动的纲领性文件，需将法律法规、标准转化为本实验室生物安全管理要求，既要保证对准则的符合性，又要保证对本实验室的适宜性。管理手册的核心是方针、目标、组织机构及管理体系组成要素描述。特别是关键防护设备的管理要详细描述，要规定组织机构中的管理职责，且不能与程序文件相矛盾。

（4）程序文件

生物安全管理程序应形成书面文件，以便于对生物安全管理体系所涉及的关键活动进行连续和有效的控制。生物安全程序文件是生物安全管理体系的支持性文件，也是生物安全管理手册的展开和具体落实，应明确活动中的资源、人员、信息和环节等，也就是要明确活动的目的、范围，谁来做，做什么，怎么做，何时何地做，以及如何对活动进行控制和记录等。

（5）设备操作规程

设备操作规程是用来指导使用者为某一具体过程或某项具体活动如何进行作业的文件。操作规程是管理体系文件的组成部分，它既是管理手册、程序文件的支持性文件，也是对管理手册和程序文件的进一步细化与补充，它比程序文件规定的程序更详细、更具体、更单一，而且更便于操作。编写设备操作规程时，应尽量详细，说明使用者的权限及资格要求、活动目的和具体步骤等，以保证操作的可重复性和一致性。同时，应充分考虑设备的风险评估报告和安全使用手册。

（6）设备记录表单

记录是阐明使用设备的实际情况，或提供完成活动的证据性文件，记录应具有可追溯性。为了保证记录的充分性、有效性、可追溯性，在编制体系文件时，实验室应将记录的格式固定下来，并对记录表式（记录的格式）进行控制，以保证记录表式中信息的充分性。实验室工作人员应该使用现行有效的记录表式记录设备管理情况。不应随意修改记录表式中的固定信息，当记录表式需要修改时，如增加相关栏目信息，应执行文件修改程序。

（7）运维手册

设备运维手册用来指导实验室正确对关键防护设备进行日常安全运行和定期维护保养，必要时，由专业机构对防护设备进行专业的保养，根据检测周期进行检定和校准。运维手册是防护设备管理体系文件的组成部分，进一步细化与补充设备运行过程中的定向管理，它比程序文件规定的程序更详细、更具体、更单一，而且更具有可操作性。

4. 管理体系试运行与持续完善

实践是检验真理的唯一标准。管理体系文件编制完成后，管理体系将进入试运行阶段。其目的是通过试运行，考验防护设备管理体系文件的有效性和协调性，并对暴露的问题采取改进措施和纠正措施，以达到进一步完善管理体系文件的目的。试运行的一般步骤与要求如下：

（1）编制试运行计划

实验室应编制管理体系的试运行计划，合理安排试运行过程中各项工作，包括体系文件的批准发放、体系文件宣贯及相关培训、开展设备运行实验、检定校准、安全检查和配件更新后的维保等，持续完善体系文件。

（2）文件批准发放

所有体系文件均应按照文件控制程序的要求进行审核批准，按照批准的范围进行发放。

（3）体系文件宣贯及相关培训

按照岗位职责要求，对管理人员、执行人员、操作人员和保障人员等进行管理体系文件宣贯及相关培训，包括：本实验室生物安全管理体系文件介绍；本实验室生物安全管理手册、程序文件、设备操作程序要点；试运行应注意的问题；试运行记录要求等。

（4）开展设备模拟运行

开展设备模拟运行应具有代表性，能代表该设备在所有实验室的通用性等，并能够真实反映将要开展的所有实验活动存在的生物安全风险。开展设备模拟运行应全面覆盖所有相关人员。

（5）安全检查、内审和管理评审

试运行期间，至少进行一次安全检查。按照实验室制定的设备管理计划、审核清单、不合格项的跟踪和监督等有关活动记录和文件，管理层要组织开展设备管理的评价体系，决策其有效性和适用性。实验室尤其应鼓励员工在试运行实践中发现和提出问题，以便采取纠正措施，完善管理体系。

（6）完善体系文件

试运行期间体系文件的修改、补充、完善是边运行、边修改的，应保存好文件修改记录，做好管理体系文件动态管理工作。

第9章 防护设备安全管理体系框架设置

生物安全实验室防护设备是保护实验人员、实验操作对象和环境的必要条件，是实验室实现生物安全防护、开展实验室工作和维持实验室运行的关键要素。实验室根据防护设备风险评估结果，明确风险可能存在的环节，从而构建合理、合规、有效、实用的实验室防护设备安全管理体系，有利于实验室自身运行和管理。本章主要涵盖防护设备安全管理体系的构成和基本内容要求。

9.1 防护设备安全管理体系框架

9.1.1 总体要求

管理体系文件是实验室运行管理的依据，良好的实验室管理体系是规范实验室运转操作、持续改进实验室管理、提升实验室能力的基础。管理体系具体包括：管理手册、程序文件、标准操作规程、记录表格等。而本书所述安全管理体系针对的是防护设备，所以设备的运行维护手册也是不可或缺的一部分。在构建管理体系文件时应保证以下几个方面：

1. 合法合规性

管理体系文件必须是建立在符合国家法律法规要求的基础上，再按照国家标准或者国际标准进行参照设定的。

2. 系统全面性

管理体系文件是实验室系统化管理的依据和证据，是以实验室更好地规范、改善和促进管理为目的的，应全面反映一个实验室管理体系是个有机整体，各个文件应相互协调、有机整合，不应存在相互矛盾的现象。

3. 可追溯性

管理体系文件是实验室管理体系持续运行的保障，也是实验室有效运行的证据，因此通过管理体系文件记录下的各项实验管理运行流程、实验相关活动等都应具有可追溯性。

4. 因地制宜性

管理体系文件是实验室管理体系的主要体现，因为人员、设备、材料、环境和本地管理特点的不同，实验室的管理是有差异性的，每个实验室均具有自身的特点和不同于其他的实验室的风险。因此，管理体系文件的构架一定要与自身实验室的特征相适宜，从管理的模式、人员的构成、设备的属性、材料的类型、环境的影响等方面充分考虑，来适应本实验室管理体系文件。

9.1.2 管理要点

1. 管理手册

生物安全管理手册是体系文件的纲领性文件，应确定实验室安全管理的方针和目标，并构建相应的管理体系来实现所规定的方针和目标。

（1）生物安全管理手册应明确组织结构、部门及人员岗位及职责、安全及安保要求、安全管理体系、体系文件架构、各项工作管理制度等。

（2）生物安全管理手册所确定和执行的安全要求，应不低于国家和地方的相关规定及标准的要求。

（3）生物安全管理手册应明确所涉及的安全要求和操作规程，应以国家主管部门和世界卫生组织、世界动物卫生组织、国际标准化组织等机构或行业权威机构发布的指南或标准等为依据，并符合国家相关法律法规和标准的要求、满足实验室安全运行的要求；任何新技术在使用前都应经过充分验证，国家有相关规定的，应得到国家相关部门的批准。

2. 程序文件

程序文件是实验室开展各项工作的指导性文件，是生物安全管理手册的支持性文件。

（1）程序文件应满足实验室实施所有安全要求和管理要求的需要，工作流程清晰，各项职责得到落实。

（2）程序文件应明确规定责任部门、责任范围、工作流程及责任人、任务安排及对操作人员能力的要求、与其他责任部门的关系、应使用的工作文件等，着重对管理环节进行描述，一般不涉及纯技术性的细节问题。

3. 操作规程

操作规程是规定某项工作具体操作规程的文件。这里指的标准操作规程是开展防护设备操作工作的技术文件，是管理体系中的第三级文件，也是程序文件的下层文件，指导操作人员如何具体操作、维护防护设备。

（1）防护设备应逐个建立操作规程，应参照设备说明书，配合国家法律法规和标准要求编写。

（2）操作规程应区别于程序文件，必须足够详细，并确保安全性、规范性和可重复性。

4. 记录表格

记录是阐明所取得的结果或提供所完成活动的证据的文件。属于管理体系中的奠定地基的文件，也是证实性文件。

（1）防护设备的记录应完整、客观反映防护设备的使用、维护、维修、检定等活动的真实状态，确保其能作为实验活动追溯、预防危害、控制危险的依据。

（2）记录可以是书面的，也可以是电子媒体形式等。任何形式的记录都应有相对应的管理要求和控制程序。

（3）所有记录应易于阅读，便于检索。直接清晰地记录观察或读出的结果，用词、数据、单位等应不产生歧义。

9.2　防护设备安全管理体系基础内容

9.2.1　管理手册

管理手册通常应包括如下内容：封面、批准页、修订页、目录、前言、主题内容及适用范围、方针目标、组织机构、管理体系要素、支持性资料附录等。而防护设备安全管理手册应突出防护设备的特点，应对防护设备选型、采购、安装、运行、维护、维修、报废、全过程管理提出要求，至少应包括如下内容：

（1）防护设备的配置要求；

（2）防护设备的使用要求；

（3）防护设备的文件要求；

（4）防护设备的检测要求。

9.2.2　程序文件

程序文件一般包括：目的和适用范围、相关文件和术语、职责、工作程序、对应的支持记录表格目录。防护设备管理的程序文件应对防护设备运行过程涉及的各个要素进行具体阐述，包括物资、人员、信息和环境等方面应具备的条件和可能出现的所有情况等，至少应包括如下内容：

（1）防护设备的人员管理；

（2）防护设备的文件管理；

（3）防护设备的使用、维护和检定管理；

（4）防护设备、用品的采购。

9.2.3　操作规程

管理体系中的操作规程一般可分为实验操作规范、设施设备使用规程、管理类规程等，涉及防护设备方面通常包括操作规程和运行维护手册。运行维护手册通常单独成册，一般适用于单独设置设施设备维保部门的实验室。对于疾控系统，大多实验室设施设备维护保养采用外包服务的形式，没有单独的防护设备运行维护手册。

防护设备的操作规程单指防护设备的使用规程，在编写过程中至少应详细说明以下几个方面：

（1）建立该操作规程的目的及使用范围；

（2）使用者的权限及资格要求；

（3）具体操作步骤；

（4）防护和安全操作方法；

（5）操作过程中需要注意的事项；

（6）消毒措施；

（7）针对关键防护设备，还应明确关键设备检测的程序。

9.2.4　记录表格

防护设备记录表格应真实、全面涵盖所有管理体系中涉及的内容，至少应有以下内容：

（1）设备申购记录；

（2）设备采购记录；

（3）设备验收记录；

（4）设备管理登记记录；

（5）设备维修申请记录；

（6）设备维修登记记录；

（7）设备维护记录；

（8）个体防护设备适配性测试记录；

（9）设备报停审批记录；

（10）设备报废申请记录；

（11）设备使用记录；

（12）设备情况简表。

第 10 章　管理体系示例

　　防护设备是生物安全实验室运行的关键组成，防护设备的管理是生物安全管理体系的重要组成部分。管理手册作为生物安全体系运行的纲领性文件，根据《中华人民共和国生物安全法》、《病原微生物实验室生物安全管理条例》、《实验室 生物安全通用要求》GB 19489—2008 等相关法律法规及标准进行编写，并对防护设备的管理提出要求。本示例选用了疾控系统高等级生物安全实验室中常见的五种设备，对相关要求进行描述，包括生物安全柜、压力蒸汽灭菌器、独立通风笼具（IVC 笼具）、正压防护头罩和传递窗，实验室如果还涉及其他相关防护设备，可以参照此示例执行。

　　现有实验室生物安全管理体系中，防护设备相关的人员、文件、材料、活动等通用要求基本可以涵盖。在安全管理体系文件中加入防护设备相关的具体内容，示例如下。

10.1　管理手册

10.1.1　防护设备的配置要求

　　防护设备是生物安全实验室开展工作时必须具备的基础条件。

　　防护设备的数量、规格和等级应以风险评估为依据，满足实验室活动生物安全防护的要求。所有在用的防护设备均属于受控范围，借用或租用的同类设备也应纳入控制管理。无论什么原因，如果设备脱离了实验室的直接控制，待该设备返回后，应在使用前对其性能进行确认并记录。

10.1.2　防护设备的使用要求

　　防护设备的使用应满足以下要求：

　　（1）在投入使用前应核查并确认设施设备的性能可满足实验室的安全要求和相关标准。

　　（2）应依据相关标准规范要求及制造商的建议使用和维护实验室设施设备。每次使用前或使用中应根据监控指标确认其性能处于正常工作状态，并记录。

　　（3）实验室应有明确职责的专人管理实验室防护设备。防护设备的管理和使用人员必须经过相关培训、考核并获得授权；必须遵守实验室人员的健康管理；管理层应告知其所从事的风险。

　　（4）应将设备纳入实验室日常安全检查、评审范围。实验室应尽可能明确标示防护设备中存在危险的部位，定期去除污染和消毒。

　　（5）如果使用个体呼吸保护装置，应做个体适配性测试，每次使用前核查并确认符合佩戴要求。

（6）设施设备维护、修理、报废或被移出实验室前应先去污染、清洁和消毒灭菌；但应意识到，可能仍然需要维护人员穿戴适当的个体防护装备。

（7）应制定在发生事故或溢洒（包括生物、化学或放射性危险材料）时，对设施设备去污染、清洁和消毒灭菌的专用方案。

（8）应停止使用并安全处置性能已显示出缺陷或超出规定限度的设备。

10.1.3　防护设备的文件要求

防护设备的文件应满足以下要求：

（1）实验室应有对设备（包括个体防护装备）管理的政策和程序，包括设备的完好性监控指标、巡检计划、使用前核查、安全操作、使用限制、授权操作、消毒灭菌、禁止事项、定期校验、检定或检测、定期维护、安全处置、运输、存放等；应建立现行有效的使用和维护说明书，便于人员使用。

（2）应在设备的显著部位标示出其唯一编号、校准或验证日期、下次校准或验证日期、准用或停用状态。

（3）防护设备的选型、采购、安装、运行、消毒、维护、维修、报废全过程涉及的文件档案应妥善保管。防护设备档案内容应至少包括（不限于）以下内容：

1）制造商名称、形式标识、系列号或其他唯一性标识；

2）验收标准及验收记录；

3）接收日期和启用日期；

4）接收时的状态（新品、使用过、修复过）；

5）当前位置；

6）制造商的使用说明或其存放处；

7）维护记录和年度维护计划；

8）校准（验证）记录和校准（验证）计划；

9）任何损坏、故障、改装或修理记录；

10）服务合同；

11）预计更换日期或使用寿命；

12）安全检查记录。

10.1.4　防护设备的检测要求

防护设备应定期检测并评价其性能。在检测过程中应做到：

（1）对实验室生物安全关键防护设备提供检测的机构宜具备检测资质。

（2）检测机构或其母体组织应具有法人资格，能独立、客观、公正地从事相关检测活动，并对其检测结果负责。

（3）检测活动应符合《检测和校准实验室能力的通用要求》ISO/IEC 17025 的要求。

（4）使用过的防护设备检测前应可靠消毒。

（5）实验室如果自行对设备进行检测，应制定相关检测程序和记录表格并纳入受控文件中；检测活动应有记录并存档；对检测活动符合《检测和校准实验室能力的通用要求》

ISO/IEC 17025 进行核查和声明，相关记录应存档。

10.2　程序性文件

10.2.1　防护设备的人员管理

10.2.1.1　部门职责

防护设备采购通常由基建处（或者设备处）负责管理；防护设备使用由生物安全管理办公室（或实验室生物安全处或质量管理处）负责管理。

10.2.1.2　人员职责

（1）生物安全负责人负责组织对与防护设备有关的所有人员进行与其岗位相适应的安全培训及考核。

（2）生物安全管理办公室（或实验室生物安全处或质量管理处）负责组织对新上岗人员的上岗培训、特定岗位的资质培训和继续教育培训的管理，并负责生物安全体系文件的宣贯与培训及考核。负责对相关人员的专业技术培训、演练和能力素质的评估，要求每年至少进行一次。

（3）实验室主任负责进入高等级生物安全实验室人员的准入审批。

10.2.1.3　工作流程

1. 培训计划

生物安全负责人应组织制订年度培训计划，明确本年度防护设备的培训内容、培训时间、培训对象、培训教师、培训地点、培训教材。相关项目组应制定专业技术和 SOP 的培训年度计划。

2. 培训对象及内容

（1）防护设备的管理人员

培训内容包括实验室生物安全法律法规及标准，实验室生物安全管理体系文件；实验室的生物安全水平，实验室研究项目的风险评估等。

（2）防护设备维护人员

应进行防护设备管理检定、维护所要求的技术培训，个人防护、消毒及灭菌方法的培训。

（3）防护设备使用人员

培训内容包括实验室生物安全法律法规及标准，实验室生物安全管理体系文件；实验室的生物安全水平，实验室研究项目的风险评估，火和电的安全，紧急撤离和急救措施，危险化学品管理、污水的无害化处理程序；操作技术规范、良好内务行为、消毒和灭菌方法、安全工作行为等。

（4）新上岗人员

业务部门应对新上岗人员进行能力评估和资质审核，并组织其参加国家法律法规、管理体系、规章制度和实验操作规程、个体防护技能的培训，培训后应进行考核和评估，只有符合要求后才能参加实验活动。

3. 培训后考核、评估

培训后，要对培训内容进行考核，考核可采用现场模拟操作、书面测试和提问等多种方式，考核合格后方可上岗。对于考核合格后上岗的新进人员，实验室应安排有关人员予以监督其在岗的工作情况，并给予正确的指导。根据本实验室生物安全管理体系安全有效运行的需要，本实验室所有技术人员的知识应更新、技能应提高，对其本专业的研究动态应及时了解。

4. 特种岗位资质培训

针对一些特殊岗位（如：压力容器操作、实验动物设备操作等）需要经过特种岗位的资质培训，做到持证上岗。

5. 档案管理

所有的安全培训、考核资料和记录，以及每位岗位人员的相关授权、能力、资格证需要存档，建议永久保存。在岗人员的档案等材料保存至离开本单位后，随其他档案一起转离。

10.2.2 防护设备文件管理

10.2.2.1 职责

（1）生物安全负责人具体负责防护设备管理类作业指导书及相应记录表单的编制、修改、审核。

（2）设施设备负责人具体负责防护设备操作规程及相应记录表单的编制、修改和审核。

（3）审定后的作业指导书由实验室主任签发。

（4）实验室所有人员有义务参与体系文件的编制，并提出修改意见。

（5）生物安全管理办公室（或实验室生物安全处或质量管理处）负责体系文件的收集、整理、编号、登记、归档、发放、回收及销毁。

10.2.2.2 程序

体系文件的分类及要求：

1. 生物安全管理手册

具体要求详见本书第 9.1.2 节"管理手册"相关内容。

2. 操作规程和资料性文件

（1）操作规程和资料性文件是使用、维护和管理某防护设备的方法、操作规程，是完成某项工作的重要参考资料。

（2）操作规程应详细说明使用者的权限及资格要求、潜在风险、设施设备的功能、活动目的和具体操作步骤、防护和安全操作方法、应急措施、文件制定的依据等。

（3）操作规程和资料性文件中的安全要求应以国家主管部门和世界卫生组织、世界动物卫生组织、国际标准化组织等机构或行业权威机构发布的指南、标准等为依据。

3. 记录表单

（1）根据相应的程序文件和操作规程制订切合实际需求的记录表单。

（2）记录表单应尽量简明、实用，满足溯源的要求。

10.2.2.3 体系文件的编号

体系文件的编号应具有唯一性，由生物安全管理办公室负责对编号进行管理。

10.2.2.4　体系文件的编制

体系文件的编制应满足以下要求：

（1）体系文件以清晰、准确地表达文件思想为目标，尽量采用统一的结构，但不拘泥于所规定的结构。

（2）对于生物安全管理手册、程序文件、标准操作规程，其中的每一个编号文件，可按下列结构组织并适当取舍：

1）目的：明确为什么编制该文件。

2）范围：该文件的适用范围。

3）职责：规定实施该文件的责任部门/人、责任范围、与其他责任部门的关系等，必要时需规定对操作实施人员能力的要求。

4）程序或要求：详述实施该文件的步骤及方法、工作流程或要求。

5）记录：列出该文件实施时产生的记录表格、报告等。

6）支持性文件：列出引用的文件，以及与该文件有关的程序文件、标准操作规程、参考资料等。

（3）体系文件在编制时，文字应简练、准确，语句应通顺、不易产生歧义，可操作性强。

10.2.2.5　体系文件的审核、批准与发布

体系文件完成初稿后按 10.2.1 节相关要求进行审核批准。

10.2.2.6　文件修订、改版与作废

1. 文件修订

（1）在体系运行过程发现体系文件存在问题或不足时，应及时修订（包括新增）。每年应对体系文件至少进行一次系统审核。

（2）记录文件修订（包括新增）过程。

2. 文件改版

（1）下列情况下体系文件需要进行改版审查或直接进行改版：

1）体系运行出现重大问题，或发现体系运行不能适应任务要求时；

2）管理方针和目标或者组织机构发生重要变化时；

3）体系所依据的主要法规、标准发生变更时。

（2）生物安全管理办公室、实验室管理层各自负责领域发生相应情况时，均应提出改版建议，填写记录表单。

（3）申请进行改版审查时，由生物安全委员会负责文件改版审查，如确认需要改版的，经中心主任批准后，按文件编制、审核、发布程序实施。有关结果填写记录表单。

10.2.2.7　体系文件的控制

应按照以下内容对体系文件进行控制：

（1）体系文件经批准后，由生物安全管理办公室统一制作、登记、发放及存档。

（2）文件发放范围由生物安全管理办公室确定并记录。

（3）发放的体系文件应有唯一性标识，并注明受控状态，确保其现行有效。

（4）体系文件在修改后更新时，由生物安全管理办公室根据文件发放回收登记表对所有需要更新的文件实现全部更新并记录。对存留或归档的已废止文件，应在该套作废文件首页加盖作废章并在骑缝页加盖作废章，以防误用。

（5）生物安全管理办公室负责组织实验室文件定期评审，每年至少一次，以维护其有效性。评审结果提交管理评审会议。

（6）生物安全管理办公室负责实验室生物安全相关法律法规的定期跟踪更新，各项目组负责各自相关领域技术资料的更新。

10.2.3　防护设备的管理

10.2.3.1　职责

（1）实验室设备管理员负责防护设备的日常维修维护管理。

（2）实验人员负责实验室防护设备的使用和管理。

10.2.3.2　防护设备的使用

（1）防护设备需按有关编写要求编制操作规程。使用人员在工作区域内可随时方便地获取其最新版本。使用前，使用人应认真阅读设施设备使用说明书和设备操作规程，按说明书的使用步骤、操作规程具体要求和注意事项进行操作；操作压力蒸汽灭菌器应取得特种设备使用证。

（2）防护设备使用者，必须经过培训、考核合格由实验室主任授权批准上机操作。操作必须在熟悉设备的人员或保管人的指导下进行；压力蒸汽灭菌器操作人员应该取得压力容器培训合格证，使用单位应安排相关人员参加特种设备监督管理部门组织的相关培训，并取得特种设备管理员培训合格证书。

（3）防护设备的选择和佩戴应在风险评估的基础上进行，如遇需要配合使用，应在对应的程序文件中规定，如：正压防护头罩是否内配 N95 或外科口罩，应根据实验室风险评估结果，在实验室进出程序中规定。

（4）防护设备应在专用区域使用，不得混用不同风险等级区域的防护设备。

（5）防护设备应制定维护要求（可在操作规程上写入），设备管理员按规定负责日常维护工作，并做好维护记录。

（6）使用防护设备前，使用者应核查并确认设备的功能必须符合预定的使用要求。

（7）当防护设备故障和失准时，应立即停止使用，报告设备管理员贴上"停用"状态标识，清晰表明该防护设备已停用，必要时加以隔离，以防误用。同时，使用人员应做好记录并对先前所做的检测工作进行检查，核查是否对先前的检测工作造成了影响。

10.2.3.3　防护设备的标识管理

（1）针对防护设备的检定、校准、检测状态，进行标识管理，设备管理员用不同颜色的标识贴于设备的明显位置。标识内容包括检定日期、有效日期、器具编号、检定员和检定单位。

合格证（绿色）：适用于经检定、校准合格；经校准、检测后，确认符合检测工作要求的设备。

准用证（黄色）：适用于多功能或多量程的设备，其中用于检测工作的功能和量程合格，而其他功能或量程有不合格项目存在，降级后性能仍符合检测工作要求的设备。

停用证（红色）：适用于检定或校准不合格、超过检定、校准周期或损坏待修或报废的设备。

（2）其他设备的标识分"正常"和"不正常"两种性能状态标识，由设备保管人负责确认和粘贴。性能正常的使用一次性绿色"正常"标识；性能不正常的或出现故障不能正常使用的或已损坏的使用红色"不正常"标识，经修复确认可以正常使用后，再贴上一次性绿色"正常"标识。

（3）应明确标示出设施设备中存在危险的部位。

10.2.3.4　防护设备档案管理

防护设备应建立档案，档案应包括以下内容：

（1）防护设备及软件的识别（标识）；

（2）制造厂商、型号、规格、序号或其他的唯一识别号；

（3）对防护设备是否符合规定的核查（服役前的核查）；

（4）现在放置地点；

（5）到货时状态（例如新的、用过的或修理过的）；

（6）防护设备或附件使用说明书（或复印件）；

（7）防护设备操作规程（是否需要由生物安全管理办公室和使用科室共同确定）；

（8）所有校准或检定报告或证书（原件）；

（9）防护设备的维护计划，以及在进行的维护记录；

（10）任何损害、故障（失灵）、改型（改装）或修理的历史情况；

（11）其他信息：如验收记录、安装调试鉴定报告、使用记录、档案目录、申购审批单、购买合同、预计更换日期或使用寿命和接收日期和启用日期等。

10.2.3.5　防护设备的维修保养

1. 粗、中效过滤器更换

在运行过程中，随着尘量的积累，过滤器很容易堵塞，影响进风量，当风量小于一定数量时，自控系统提示过滤器堵塞报警，就需要更换粗、中效过滤器，更换中效过滤器时要求停止空调系统。

2. 高效过滤器更换

高效过滤器更换应由有资质的专业人员操作。更换前必须熏蒸消毒并验证消毒效果。更换高效过滤器时必须进行相应的防护。

3. 特殊情况处理

如遇停电、火险等异常情况时，应严格按照实验室相关紧急处置的规定执行。

10.2.3.6　防护设备的评价

生物安全柜、压力蒸汽灭菌器、传递窗、气（汽）体消毒设备、排风高效过滤装置和正压生物防护头罩应遵照《实验室生物安全认可准则对关键防护设备评价的应用说明》CNAS-CL05-A002:2020 的相关规定进行检测结果确认和评价。

10.2.3.7　防护设备的去污染要求

（1）防护设备的日常消毒工作由实验室操作人员负责，生物安全监督员实施监督。

（2）防护设备使用后，必须经过风险评估采用合适的消毒剂或消毒方式去污染。

（3）由于突发事故或漏出导致生物、化学性污染设备时，对设备使用经评估对所操作的病原微生物有效的消毒剂浸泡过的湿巾消毒后清洁。也可用紫外线近距离照射消

30min 以上。

（4）用于擦拭防护设备的用品视为污染废弃物，必须高压灭菌处理。必要时，维修保养前对实验室进行彻底消毒（终末消毒）。

（5）防护设备需要退出实验室或送修时，必须在实验活动结束，实验室环境经彻底消毒处理，设备采取适当方式消毒后，方可移出实验室。

10.2.4　防护设备的采购

10.2.4.1　职责

（1）各实验组提出防护设备的采购计划并参与验收。

（2）实验室主任审批采购计划并监督实施。

（3）设备管理员根据需求安排防护设备的采购与供应。

10.2.4.2　程序内容

1. 合格供应商的选择与评定

（1）设备管理员选择采购防护设备的供货单位时，应首先选择国内外知名品牌和信誉良好的代理商，并根据历年来实际供货情况优选。

（2）向供应商采购时，应索取有关供应商资质和代理产品授权的证明材料，只从合法、合规供应商处购买产品。

（3）向生产厂家采购时，应优先选择获得生产许可证，产品经检测合格且历年供货稳定的企业。必要时，应考察生产厂家。

（4）根据以上要求，对合格供应商和合格生产厂家进行认定并做好登记备案。

2. 防护设备的采购和验收

（1）正常情况下，防护设备只允许从合格供应商或生产厂家采购。

（2）所有各类防护设备均按其质量和技术要求，由各申购科室进行验收评价。所有未经验收的物资不准入库、不准入账、不准交付使用。

（3）验收不合格的防护设备，不允许用于实验室检测工作。由设备管理员负责联系退货或换货。

（4）所有验收应按要求做好相应记录，并注意技术性能和质量的验收。

3. 防护设备的保管和使用

防护设备经验收合格后在实验室统一保管和使用。

4. 外部服务和供应档案

（1）外部服务和供应档案包括：合格供应单位名录、供应单位质量和信誉的评价性资料、供应单位质量保证和服务范围的有关资料，以及所有验收评价记录。

（2）外部服务与供应档案由设备管理员按外部服务与供应的支持服务类别和采购物资类别分别收集、编目、归档保存。

10.2.4.3　操作规程

具体操作和维护要点应按照所购买的设备产品使用说明及厂家要求进行编写，下面为实例展示，仅供参考。

10.3　操作规程实例

10.3.1　生物安全柜操作规程

10.3.1.1　目的

为保障生物安全柜的正常运行及使用，规范实验室人员的操作，特制定本规程。

10.3.1.2　适用范围

实验室内生物安全柜的操作。

10.3.1.3　职责

(1) 设施设备维修维护负责人负责日常维护保养工作。

(2) 实验室所有人员必须严格按照本规程操作，不可擅自做出超出本规程的操作。

10.3.1.4　操作程序

(1) 接通电源，打开开关；

(2) 打开移窗，移窗开至标称值高度，打开移窗放入操作物品；

(3) 开启照明与风机，开机自净 15min，运行正常后进行实验操作；

(4) 操作结束后，取出物品，内部清洁台面，关机前自净 15min；

(5) 关闭风机，同时关闭移窗，关闭照明，打开紫外灯 20～30min。

10.3.1.5　注意事项

(1) 在设备自净过程中，操作人员即可对设备运行状态进行检查，以确保设备可靠运行。检查包括目测、听力、手感等方面的检查，内容包括：

1) 目测检查内容：设备显示屏各参数显示正常、灯光照明正常、有无报警提示；

2) 听力检查内容：风机运行是否有异样声响、设备运行噪声是否突然变大或变小；

3) 手感检查内容：设备本体、移窗玻璃、台面是否有异样抖动。

(2) 如发现异常报警、声音及振动情况，请立即中断实验操作，通知中控室值班人员。

(3) 使用备用插座时，请务必确认接入的设备容量不超过规定值。

(4) 设备处于正常运行状态，才能进行柜体内的操作。

(5) 实验人员手臂进出安全柜，动作应缓慢，减少对安全柜进口吸入气流的扰动。

(6) 操作人员手臂及物品移出安全柜时，应根据操作活动产生风险采用适当的消毒措施。

(7) 擦洗时，不能把消毒剂直接泼在工作台上，以免破坏仪器和触电。

(8) 内部工作区内物品摆放，应避免遮挡前部格栅、回风格栅或排风口。

(9) 实验操作时，不改变前窗指定的高度，避免前窗玻璃被误撞导致破碎。

(10) 更换送风排风高效过滤器、维修风机或检查安全柜任何污染区域之前须消毒。

10.3.1.6　维护、检测周期

各个维护项目的维护周期可分为每周、每月与每年。每周、每月的维护检测可根据实验室自身使用频率和实验活动情况适时开展，年度维护检测应遵循《实验室生物安全认可准则对关键防护设备评价的应用说明》CNAS-CL05-A002：2020 的要求每年开展。具体维护内容见表 2-5。

10.3.1.7　关键设备检测程序

1. 需进行检测的情况

（1）安装后，投入使用前（包括生物安全柜被移动位置后）；

（2）更换高效空气过滤器或内部部件维修后；

（3）年度的维护检测。

2. 对检测项目的要求

生物安全柜检测项目、方法及结果至少应满足《实验室设备生物安全性能评价技术规范》RB/T 199—2015 第4.1节的要求。

10.3.1.8　记录

应包括以下记录：

（1）××××-××××-×-××-××××设备维修申请记录；

（2）××××-××××-×-××-××××设备维修登记记录；

（3）××××-××××-×-××-××××生物安全柜使用记录；

（4）××××-××××-×-××-××××生物安全柜每周运行维护/检查记录表；

（5）××××-××××-×-××-××××生物安全柜每月运行维护/检查记录表；

（6）××××-××××-×-××-××××生物安全柜每年运行维护/检查记录表。

注：记录表格前应有现行有效的记录表格标号。

10.3.1.9　支持文件

生物安全柜说明书。

10.3.2　压力蒸汽灭菌器操作规程（以预真空式压力蒸汽灭菌器为例）

10.3.2.1　目的

为保障实验室内压力蒸汽灭菌器的正常运转，确保其消毒效果，特制定本规程。

10.3.2.2　适用范围

实验室压力蒸汽灭菌器的操作。

10.3.2.3　职责

（1）设施设备维修维护负责人负责日常维护保养工作。

（2）实验室所有人员必须严格按照本规程操作，不可擅自做出超出本规程的操作。

10.3.2.4　操作程序

（1）开机：接通电源，检查汽、气系统运行情况，蒸汽发生器加热正常、压缩气体压力正常。

（2）机器自检通过后，检查卸载门状态，包括门指示、互锁、门密封。检查内室情况、如需运行液体程序，将探头插入参考水瓶中。

（3）关闭卸载门。

（4）实验室侧投放废弃物，关闭装载门。

（5）操作人员按照投放废弃物启动不同的灭菌程序。

（6）灭菌过程监控灭菌中间参数，包括内室温度、压力，夹套压力，蒸汽发生器压力（输入压力），压缩空气压力，真空泵运转状态等。

（7）灭菌程序结束后，确定程序结束，在准备界面按动开门按钮，关闭电源、气体系统、蒸汽发生器系统。待温度下降后取出高压后废弃物。

（8）灭菌中遇故障或其他需要应急处理情况，按照说明书处理。

10.3.2.5 注意事项

（1）关门。在关门前，要检查一下门的密封材料有无开裂、损伤与污物，检查筒体与门密封材料的接触面有无损伤及污物。

（2）开门。开门时先确认是否符合条件（可开门灯亮），按动开门按钮，先对门槽抽真空，抽真空结束后，按动开门按钮打开大门。关门时按动关门按钮，关上大门。双门时，不允许双门同时打开。只有内筒的压力与外界大气压相等时才可以把门打开。

（3）开门前必须确认下列各项：

1）行程显示在"准备"开污染侧门或"结束"状态时开操作侧门；

2）内室压力显示在 0MPa；

3）可开门的指示灯亮；

4）当有干燥过程被强行通过时，此时不能立即打开门；由于其中会有大量蒸汽排出，故请稍等片刻再开门；

5）门锁：根据国家对压力容器安全性能的规定，本装置设有安全联锁装置，在内室压力大于 0.027MPa 时，门自锁，此时门不能打开。

（4）灭菌物正确放入方法，需满足：

1）注意灭菌的均匀性：灭菌物品的包装要尽量小，且要宽松放入，对于布类的灭菌物，包裹尺寸应小于 50mm×30mm×30mm，重量不超过 2kg/包。

2）对于液体，要使用液体程序，同时注意包装的形式。

3）注射器灭菌时，注射器活塞与铸件不要放在一起进行，要单件包装或固定包装进行。

4）使用杀菌袋时，应向厂家询问其性能，是否具有耐热性、透气性。

5）使用下排汽程序、液体程序、动物程序，由于不进行真空干燥，结束时温度可能较高，开门取物时应注意不要烫伤或稍等冷却后再取出。

（5）参数设定：参照设备说明书进行操作程序编辑和设备温度校正。

10.3.2.6 维护保养

1. 维护保养

各个维护项目的维护周期可分为日常、定期和年度检测。日常和定期的维护检测可根据实验室自身使用频率和实验活动情况适时开展，年度维护检测应遵循《实验室生物安全认可准则对关键防护设备评价的应用说明》CNAS-CL05-A002：2020 的要求每年开展。具体维护内容见表 3-4。

2. 常见故障及处理方法（表 10-1）

压力蒸汽灭菌器设备常见故障及处理方法 表 10-1

故　障	原因分析及处理方法
行程指示灯不点亮	是否给上电源灯亮； 电源开关内的指示灯亮； 保险丝是否断了； 检查电源

续表

故　障	原因分析及处理方法
按动"启动"也不进入真空行程	门开关是否闭上
真空泵不运转或不抽真空	确认电源（380V）已接通； 给水管道是否有故障； 渗汽阀的状态； 交流接触器、真空阀是否动作
门不能打开	是否在准备行程； 可开门灯是否亮； 内筒压力是否是达到开门设定压力
门关不严	门把手顺时针转到位； 门的润滑状态
灭菌时间过长	外筒体压力是否为设定压力； 内筒体压力是否为设定压力； 疏水状态是否良好
温度异常警报	外筒蒸汽阀门是否超过设定压力

10.3.2.7　关键设备检测程序

1. 需进行检测的情况

（1）压力蒸汽灭菌器安装后，投入使用前；

（2）更换内部部件维修后；

（3）年度的维护检测。

2. 对检测项目的要求

检测项目、方法及结果至少应满足《实验室设备生物安全性能评价技术规范》RB/T 199—2015第4.4节的要求。

10.3.2.8　记录

应包括以下记录：

（1）××××-××××-×-××-××××设备维修申请记录；

（2）××××-××××-×-××-××××设备维修登记记录；

（3）××××-××××-×-××-××××压力蒸汽灭菌器使用记录；

（4）××××-××××-×-××-××××压力蒸汽灭菌器每月运行维护/检查记录表；

（5）××××-××××-×-××-××××压力蒸汽灭菌器每季运行维护/检查记录表；

（6）××××-××××-×-××-××××压力蒸汽灭菌器每年运行维护/检查记录表。

注：记录表格前应有现行有效的记录表格标号。

10.3.2.9　支持文件

压力蒸汽灭菌器说明书。

10.3.3　传递窗操作规程

10.3.3.1　目的

为保障传递窗的正常运行及使用，确保紫外灯消毒效果，规范实验室人员的操作，特制定本规程。

10.3.3.2　适用范围

实验室内传递窗的操作。

10.3.3.3　职责

(1) 设施设备维修维护负责人负责日常维护保养工作。

(2) 实验室所有人员必须严格按照本规程操作，不可擅自做出超出本规程的操作。

10.3.3.4　操作程序

1. 启动传递窗前的检查与准备工作

(1) 检查传递窗是否完好。

(2) 传递窗是否在已清洁完毕。

(3) 传递窗两侧门是否盖合严密。

(4) 接通电源，检查紫外灯有无异常情况。

2. 具体操作

(1) 接通总开关。

(2) 打开一侧的门，将已去除外包装的物品放入传递窗内，并将门关严。

(3) 接通紫外线灯源开关，从非洁净区传入洁净区的物体，必须开启传递窗紫外灯不低于 6min。

(4) 通知另一侧的操作人员打开传递窗门，取出物品。

(5) 关掉紫外线电源开关，再打开窗门，取出物品，将窗门关闭。并记录紫外灯照射时间。

(6) 传递窗清洁消毒。

3. 传递窗清洗消毒

按照消毒手册进行清洗消毒，如紫外灯内部需要擦拭清洁消毒时，必须拔下传递窗插座，关闭传递窗电源。同时取下紫外灯管，取下传递窗内腔的网格托架，然后进行内部及网格托架清洁消毒。

10.3.3.5　注意事项

(1) 每次使用后用洁净的抹布清洁一次。

(2) 带有易爆性的物品不能放入传递窗。

(3) 传递物品时，将物品放入后，切记需要关闭传递入口的传递窗门，以免由于互锁作用另一侧门无法开启。

(4) 物品不能塞满传递窗，每个物品之间要有一定的距离。

(5) 使用时应轻拉、轻放，以免损坏。

(6) 经常检查传递窗的密封情况，若损坏，应及时更换。

(7) 传递窗取出物品时，一定要关闭紫外灯，以免紫外线对人体的有害照射。

10.3.3.6　维护周期

各个维护项目的维护周期可分为每天、每月、每季与每年。每天、每月、每季度的维护检测可根据实验室自身使用频率和实验活动情况适时开展，年度维护检测应遵循《实验室生物安全认可准则对关键防护设备评价的应用说明》CNAS-CL05-A002：2020 的要求每年开展。具体维护内容见表 4-5（若有该功能可参照表中设定维护周期和内容）。

10.3.3.7　关键设备检测程序

1. 需进行检测的情况

（1）安装后，投入使用前；

（2）设备的主要部件（如压紧机构、紫外线灯管、互锁装置、密封元件等部件）更换或维修后；

（3）实验室围护结构（含气密门等）不能满足气密性要求时；

（4）年度的维护检测。

2. 对检测项目的要求

传递窗检测项目、方法及结果至少应满足《实验室生物安全认可准则对关键防护设备评价的应用说明》CNAS-CL05-A002：2020 第 5.13 节的要求。

10.3.3.8　记录

应包括以下记录：

（1）××××-××××-×-××-××××设备维修申请记录；

（2）××××-××××-×-××-××××设备维修登记记录；

（3）××××-××××-×-××-××××传递窗使用记录；

（4）××××-××××-×-××-××××传递窗每季运行维护/检查记录表；

（5）××××-××××-×-××-××××传递窗每年运行维护/检查记录表。

注：记录表格前应有现行有效的记录表格标号。

10.3.3.9　支持文件

传递窗说明书。

10.3.4　独立通风笼具（IVC）操作规程

10.3.4.1　目的

为保障独立通风笼具（IVC）的正常运行、消毒和维护，规范实验室人员的操作，特制定本规程。

10.3.4.2　适用范围

实验室内独立通风笼具（IVC）的操作。

10.3.4.3　职责

（1）设施设备维修维护负责人负责日常维护保养工作。

（2）实验室所有人员必须严格按照本规程操作，不可擅自做出超出本规程的操作。

10.3.4.4　操作程序

1. 开机和设置

在运行机器之前，必须检查笼盒是正确地安装到笼具上。

（1）将供排气的主机连接到电源上。

（2）将主机的开关打到"ON"的位置，在自检结束后，屏幕上将显示待机页面。

（3）调节送风和排风旋钮，使独立通风笼具压力表指示值处于$-40\sim60Pa$之间。

2. 独立通风笼具的使用

在使用前确保通气笼的软硅胶垫圈放置到位，笼盒上进气的空气过滤器安装完毕，独立通风笼具笼盒的卡扣完好无损。

（1）以适当的力度往里推通气笼同时抬起独立通气笼盒的后部，使整个通气笼盒脱离主机的卡口，往外即可拉出通气笼盒。

（2）在生物安全柜内打开通气笼盒取出小鼠进行实验，打开的顺序为：先把盒盖两侧的按钮向上拉，将盒盖从盒底取下打开通气笼盒。

（3）实验完毕后将盒盖放在盒底的上方，确保盒盖的卡口卡住盒底时用力向上拉卡口，等听到"咔嚓"声时说明已经盖好，放回到通气笼盒原来所处主机的位置。

3. 独立通风笼具的去污染

独立通风笼具由聚亚苯基砜树脂制造，可以耐$160℃$的高温，笼具的各个部分都可以在$134℃$以下进行高温灭菌。实验结束后将整个通气笼放置在双扉高压蒸汽灭菌器中灭菌去污染。

实验完毕后将处理完毕的通气笼盒放入可耐高压的袋内，并用高压指示胶带封紧，放入高压蒸汽灭菌器内，并放置高压灭菌指示卡，高压结束后通过确认指示胶带及指示卡状态，来确保通气笼盒消毒是否完全。

10.3.4.5　注意事项

（1）取出及放入通气笼盒的动作要轻，否则易造成出/回风口损坏、出风口内的小零件会脱出、卡在通气笼盒上，或通气笼盒龟裂。

（2）勿放入过多或过重的水瓶，以免造成通气笼盒内湿度过高，以及因通气笼盒过重导致人员放通气笼盒的动作过大。

（3）放入通气笼盒时，确定 IVC 笼架上的出/回风口卡入通气笼盒上的孔洞内；取出通气笼盒时，注意是否有出风口小零件随通气笼盒脱出。

（4）每$5\sim7$天换通气笼盒，每周换预滤片（换、洗、晾干、重复使用一个月后换新），每两周换过滤盖，盒盖视情况每周或每两周更换。每两周擦拭笼架所有出/回风口及弹簧片（半干的抹布沾漂白水，勿过湿、勿用含皂类消毒剂），并用手推推弹簧片，确定有弹性、无卡死现象。

（5）每周确认 IVC 笼架送排风压力情况。

（6）电动机有任何异常声音，立刻通知实验室设施设备管理人员。

（7）每天下班前确认各 IVC 笼架电源正常、机器工作正常。

10.3.4.6　维护周期

要做到专人管理、定期保养和定期校验。主要工作包括清洁、润滑、防腐蚀、紧固及更换配件等。常规维护检测可根据实验室自身使用频率和实验活动情况适时开展，年度维护检测应遵循《实验室生物安全认可准则对关键防护设备评价的应用说明》CNAS-CL05-A002：2020 的要求每年开展。具体维护内容如下：

（1）应定期检查笼盒气密性，发现笼盒或密封胶垫变形应立即停止使用并更换。

（2）应监测送、排风高效过滤器阻力，并定期更换。

（3）应定期清理及消毒送/排风静压箱及主机总送/排风管。

（4）宜每月检查笼盒上的空气过滤器，并进行拆卸清洗一次。

（5）应定期对笼具风量、风速、压力及温湿度等传感器进行校准。

（6）应定期对笼具报警功能进行检查。

（7）应定期全面检查维护设备电器箱线路一次，检验信号电压输出是否有偏差。

（8）日常维护应检查系统供电、风机运转、笼架送/排风管连接、笼盒内有无冷凝水、所有笼盒及配套部件是否安放到位、搭扣是否处于扣紧状态等情况。

（9）笼具使用完成后应对笼盒、笼架及主机内部送排风系统全面清洗及消毒。

（10）笼具或实验室终末消毒后，应对笼具电路板、电器元件做必要的检修及清洁。

10.3.4.7　关键设备检测程序

1. 需进行检测的情况

（1）安装后，投入使用前；

（2）更换高效空气过滤器或内部部件维修后；

（3）年度的维护检测。

2. 对检测项目的要求

传递窗检测项目、方法及结果至少应满足《实验室设备生物安全性能评价技术规范》RB/T 199—2015 第 4.3 节的要求。

10.3.4.8　记录

应包括以下记录：

（1）××××-××××-×-××-××××设备维修申请记录；

（2）××××-××××-×-××-××××设备维修登记记录；

（3）××××-××××-×-××-××××独立通风笼具使用记录；

（4）××××-××××-×-××-××××独立通风笼具每季运行维护/检查记录表；

（5）××××-××××-×-××-××××独立通风笼具每年运行维护/检查记录表。

注：记录表格前应有现行有效的记录表格标号。

10.3.4.9　支持文件

IVC 说明书。

10.3.5　正压防护头罩操作规程

10.3.5.1　目的

为保障正压防护头罩的正常使用、消毒和维护，规范实验室人员的操作，特制定本规程。

10.3.5.2　适用范围

实验室内正压防护头罩的操作。

10.3.5.3　职责

（1）设施设备维修维护负责人负责日常维护保养工作。

（2）实验室所有人员必须严格按照本规程操作，不可擅自做出超出本规程的操作。

10.3.5.4 操作程序

1. 检查

使用前检查正压防护头罩是否完好，确保无开裂、划伤，排气阀片密闭性好，空气过滤器是否连接紧密、电池是否为满电，如有异常严禁使用。

2. 穿戴正压防护头罩

将送风管一端与头前部的螺口连接，并将螺扣旋紧，另一端插入动力送风系统排代口，旋转后确保到位。将动力送风系统背负在背部，调节背带长度，扣好腰带，开启电动送风系统。使用人员将头部钻入正压防护头罩内，调整好位置，将腰带和管道理顺，左右两侧四个角穿过，扣好尼龙扣。

3. 正压调试

按下控制开关，启动风机后，可感觉到面部前方有气流通过，头罩整体充气膨胀，用手触摸头罩，可感觉到弹性，表明已建立有效正压，如不能建立正压，必须进行检查，如不能排除故障，应交由专业维修单位进行检修。不允许穿有故障的正压防护头罩进核心区域操作。工作过程中锂电池电量不足时，动力送风系统发出报警鸣叫，此时应立即离开污染区。

4. 工作完成后的操作

（1）离开核心操作间，进入缓冲区或规定区域。应对头罩外部、送风系统表面、专用背负系统和体表采用喷淋、喷雾、擦拭或其他适宜的方式进行初步消毒。

（2）解下背负系统，脱下头罩，旋下送风管，关闭控制开关。

（3）按照规定的方法对正压防护头罩进行消毒或灭菌处理。

头罩、送风系统、过滤器等的消毒灭菌方法应按照消毒技术手册或相关规定执行。头罩不可采用热力和高压蒸汽的消毒方法，应采用液体消毒剂浸泡、喷淋法或气体消毒法。送风系统整体防水，可采用喷淋或擦拭的方式消毒；空气过滤器表面经喷淋或擦拭消毒后，可摘下采用高压蒸汽和液体浸泡消毒法灭菌。空气过滤器建议为一次性使用。

10.3.5.5 注意事项

（1）空气过滤器与送风系统、送风管与送风系统出风口之间的螺扣必须旋紧，确保气密。

（2）每次使用前，必须按照正压调试试压，如不能建立正压，禁止使用。

（3）低电量报警时，应立即离开操作区域。

（4）在核心工作间内的操作和离开核心工作后的操作应符合相关生物安全法规和标准的规定。

（5）使用过程中出现风机停止工作、头罩破裂、管路松脱等意外情况造成正压丧失时，操作人员应立即离开核心操作区域。

10.3.5.6 维护周期

日常和定期维护检测可根据实验室自身使用频率和实验活动情况适时开展，年度维护检测应遵循《实验室生物安全认可准则对关键防护设备评价的应用说明》CNAS-CL05-A002：2020 的要求每年开展。具体维护内容详见本书第 6.4.3 节。

10.3.5.7 关键设备检测程序

1. 需进行检测的情况

（1）购置后，投入使用前；

（2）每次使用前；

（3）设备的主要部件（如过滤器、头罩、送风系统、电池）更换或维修后；

（4）年度的维护检测。

2. 对检测项目的要求

传递窗检测项目、方法及结果至少应满足《实验室生物安全认可准则对关键防护设备评价的应用说明》CNAS-CL05-A002：2020 第 5.15 节的要求。

10.3.5.8 记录

（1）××××-××××-×-××-××××设备维修申请记录；

（2）××××-××××-×-××-××××设备维修登记记录；

（3）××××-××××-×-××-××××正压防护头罩使用记录；

（4）××××-××××-×-××-××××个体适配性检查表；

（5）××××-××××-×-××-××××正压防护头罩每季运行维护/检查记录表；

（6）××××-××××-×-××-××××正压防护头罩每年运行维护/检查记录表。

注：记录表格前应有现行有效的记录表格标号。

10.3.5.9 支持文件

正压防护头罩说明书。

第 11 章 记 录 表 格

11.1 表格目录

11.1.1 程序文件运行相关表单

应包括以下内容：

（1）供应商评价记录表；

（2）采购计划表；

（3）设备购买申请单；

（4）设备管理登记表；

（5）设备维修申请单；

（6）设备维修登记表；

（7）设备报废申请单；

（8）设备仪器报停审批单；

（9）设备情况简表；

（10）新购设备达到验收记录表；

（11）个体防护设备适配性测试登记表。

11.1.2 生物安全柜

应包括以下内容：

（1）生物安全柜使用记录；

（2）生物安全柜每周运行维护/检查记录表；

（3）生物安全柜每月运行维护/检查记录表；

（4）生物安全柜每年运行维护/检查记录表。

11.1.3 压力蒸汽灭菌器

应包括以下内容：

（1）压力蒸汽灭菌器使用记录；

（2）压力蒸汽灭菌器每月运行维护/检查记录表；

（3）压力蒸汽灭菌器每季运行维护/检查记录表；

（4）压力蒸汽灭菌器每年运行维护/检查记录表。

11.1.4 传递窗

应包括以下内容：

（1）传递窗使用记录；

（2）传递窗每季运行维护/检查记录表；

（3）传递窗每年运行维护/检查记录表。

11.1.5　独立通风笼具（IVC）

应包括以下内容：

（1）独立通风笼具使用记录；

（2）独立通风笼具每季运行维护/检查记录表；

（3）独立通风笼具每年运行维护/检查记录表。

11.1.6　正压防护头罩

应包括以下内容：

（1）正压防护头罩使用记录；

（2）正压防护头罩每季运行维护/检查记录表；

（3）正压防护头罩每年运行维护/检查记录表。

11.2　记录表格范例

11.2.1　程序文件运行相关表单（表11-1～表11-11）

供应商评价记录表 表 11-1

文件编号：

供应商名称：					
地址			邮编		
联系人		Email			
电话		传真			
产品种类		最短供货期		主要产品名称	
价格优势		服务水平		质量保障	
退换货机制			质量反馈		
附件内容： 1. 供应商营业执照　□ 2. 供应商认证 □ 3. 供应商经营许可证 □ 4. 产品生产许可证 □ 注：提供电子版或复印件（加盖公章）					
评价意见： 参加评价人员（签名）： 　　　　　　　　　年　月　日			批准人： 　　　　　　　年　月　日		

表 11-2

设备采购计划表

文件编号：

序号	拟采购设备	设备参数	单价	数量	用途	备注

填表人：　　　　　　　　　　　　　批准人：

日期：　　　　　　　　　　　　　　日期：

设备采购申请表 表 11-3

文件编号：

申请部门		申请时间	
设备名称		数量（台）	
购买用途及理由			
技术参数和要求			
资金估算（元）			
使用部门负责人意见			日期： 年 月 日
分管领导意见			日期： 年 月 日
中心领导意见			日期： 年 月 日

设备管理登记表 表 11-4

文件编号：

序号	设备名称	设备编号	购置日期	设备型号	生产商	存放地点	管理人	填写人

设备维修申请表   表 11-5

文件编号：

设备名称		型号	
生产厂家（公司名称）		放置房间	
主要技术参数		启用日期	
		故障日期	
故障现象			
故障原因			
故障排除方式			
设备管理员		安全负责人 签字	
批准人			

年　月　日

设备维修登记表   表 11-6

文件编号：

设备编号		设备名称	
维修时间			
故障原因及描述			
处理情况			
交验日期			
维修单位		验收部门	
维修人员签字		验收人签字	

表 11-7

设备报废申请单

年　月　日
文件编号：

设备名称	型　号	设备内部编号/资产编号	价值（万元）	国　别	购置日期	已用年数	使用部门
仪器现状 报废原因							
		部门负责人签字：　　　　　　年　月　日					
中心意见							
		中心领导签字：　　　　　　年　月　日					

此表一式三份，经批准后分别由中心及局财务部门存查。

设备停用申请表

表 11-8

编号：

设备名称		设备型号	
设备编号		放置地点	
申请停用原因		设备使用人员签字： 年　月　日	
设备管理人员确认		设备管理人员签字： 年　月　日	
使用部门意见		使用部门负责人签字： 年　月　日	

设备信息表　　　　　　　　　　　　　　　　　　表 11-9

文件编号：

项目	基本内容						
设备名称							
制造商名称、型号、出厂编号							
联系方式							
接受时状态							
（购买）接受日期							
启用日期							
目前放置地点							
校准（检定）时间及结果	2021 年	2022 年	2023 年	2024 年	2025 年	2026 年	2027 年
下次检定时间	2021 年	2022 年	2023 年	2024 年	2025 年	2026 年	2027 年
仪器配置							
备注							

新购设备到达验收记录表　　　　　　　　　　　　　　**表 11-10**

文件编号：

设备编号	
设备名称	
制造商	
型号	
出厂编号	
购买日期	
安装调试人员	
安装调试日期	
仪器性能验收结论	
验收部门	使用部门签字： 管理部门签字： 采购部门签字：

个体防护设备适配性测试登记表 表 11-11

文件编号：

姓名		上岗证号	
性别		身高（cm） 体重（kg）	
个 人 防 护 用 品 型 号	N95 口罩： 正压防护头罩： 眼罩： 防护服：□XL；□L；□M；□S 内衣：□XL；□L；□M；□S 防护靴：　码		
测试时间		测试人	

实验室负责人：＿＿＿＿＿＿

注：个人防护用品适配性测试至少每年测试一次。在所选"大、中、小"型号栏目内打"√"。

11.2.2 生物安全柜（表 11-12～表 11-15）

生物安全柜使用记录 表 11-12

文件编号：

设备编号			所在位置					
使用时间		操作内容	仪器状态	清洁消毒	环境条件	操作人员	监督人员	
年月日	起止							
			□正常 □故障	□日常清场 □终末消毒	温度_____ 湿度_____			
			□正常 □故障	□日常清场 □终末消毒	温度_____ 湿度_____			
			□正常 □故障	□日常清场 □终末消毒	温度_____ 湿度_____			
			□正常 □故障	□日常清场 □终末消毒	温度_____ 湿度_____			
			□正常 □故障	□日常清场 □终末消毒	温度_____ 湿度_____			
			□正常 □故障	□日常清场 □终末消毒	温度_____ 湿度_____			
			□正常 □故障	□日常清场 □终末消毒	温度_____ 湿度_____			
			□正常 □故障	□日常清场 □终末消毒	温度_____ 湿度_____			
			□正常 □故障	□日常清场 □终末消毒	温度_____ 湿度_____			
			□正常 □故障	□日常清场 □终末消毒	温度_____ 湿度_____			

生物安全柜每周运行维护/检查记录　　　　　　　　　　　表 11-13

文件编号：

设备编号		所在位置		检查人员		监督人员		日期	
检查项目		检测方法			维护/检查结果		处理记录		
清洁维护		1. 安全柜内部清洗和消毒 2. 对操作面板进行消毒和清洗 3. 使用合适的玻璃清洁剂清洁前窗以及紫外灯			□正常 □异常				

注：如果该检查在实验室终末消毒前实施，由实验人员完成，检查时必须穿戴完整的防护装备。终末消毒后可由设备管理员或设备保障人员实施。

生物安全柜每月运行维护/检查记录　　　　　　　　　　　表 11-14

文件编号：

设备编号		所在位置		检查人员		监督人员		日期	
检查项目		检测方法			维护/检查结果		处理记录		
外观及配置		1. 检查操作窗的把手、插座、龙头等附件是否在位 2. 外观是否受损			□正常 □异常				
清洁维护		1. 清洁安全柜内腔 2. 打开柜内的操作台面，检查集液槽内是否有垫料、枪头、动物饲料、动物毛发等杂物并清洁集液槽			□整洁无杂物 □异常				
性能检查		1. 对安全柜各项功能经常检查：开关机、照明、紫外（如有） 2. 对安全柜窗口高度、送/排风机连锁、排风量及风速不达标等报警功能进行检查 3. 显示面板上各项指示参数（风速、压力、高效阻值、高效过滤器的使用寿命等）			□正常 □异常				

注：如果该检查在实验室终末消毒前实施，由实验人员完成，检查时必须穿戴完整的防护装备。终末消毒后可由设备管理员或设备保障人员实施。

生物安全柜每年运行维护/检查记录 表 11-15

文件编号：

设备编号		所在位置		检查人员		监督人员		日期	
检查项目	检测方法			维护/检查结果		处理记录		报告编号	
终末消毒	指示菌片有效杀灭			□合格 □异常					
年度检测	1. 下降气流流速 0.25～0.5m/s			□合格　□异常					
	2. 流入气流流速≥0.5m/s			□合格　□异常					
	3. 洁净度≥0.5μm：3.5 粒/L；≥5μm：0 粒/L			□合格　□异常					
	4. 噪声≤67dB（A）			□合格　□异常					
	5. 照度≥650lx			□合格　□异常					
	6. 气流模式符合			□合格　□异常					
	7. 高效过滤器完整性/检漏合格			□合格　□异常					
更换配件后检测	按照年度检测项目对应补充检测			□合格 □异常					
安全柜所在的空调系统维护（B2）	年度检测前对相连接的通风系统进行维护，对风量、风压、风机连锁、房间压力、工况等进行调整			□合格 □异常					

注：1. 检查人员通常指设备管理员或设备保障人员。

2. 若年度检测为第三方对实验室开展的检测，应填写对应的报告编号进行确认。

11.2.3 压力灭菌器（表11-16～表11-19）

压力蒸汽灭菌器使用记录　　　　　　　　　　　　　　表11-16

文件编号：

设备编号			所在位置					
使用时间		设备状态	处理物品类别	选择程序	灭菌参数	灭菌效果指示卡	操作人员	监督人员
年月日	起止							
		□正常 □故障	□血清样品 □组织样品 □细菌培养物 □废弃培养基 □实验动物 □实验废弃物 □其他：	□液体 □敷料 □器械 □真空 □下排汽 □动物 □B-D测试	压力： 温度：			
		□正常 □故障	□血清样品 □组织样品 □细菌培养物 □废弃培养基 □实验动物 □实验废弃物 □其他：	□液体 □敷料 □器械 □真空 □下排汽 □动物 □B-D测试	压力： 温度：			
		□正常 □故障	□血清样品 □组织样品 □细菌培养物 □废弃培养基 □实验动物 □实验废弃物 □其他：	□液体 □敷料 □器械 □真空 □下排汽 □动物 □B-D测试	压力： 温度：			

压力蒸汽灭菌器每月运行维护/检查记录

表 11-17

文件编号：

设备编号		所在位置		检查人员		监督人员		日期	
检查项目	检测方法			维护/检查结果		处理记录			
压力表	检查压力表在蒸汽排尽时指针归零			□合格　□异常					
安全阀	检查安全阀是否在蒸汽压力达到规定的安全限度时被冲开			□合格　□异常					
水系统	1. 观察供水系统压力 2. 检查纯水系统过滤器信息、性能 3. 检查交换树脂与再生剂或过滤柱			□正常　□异常 □正常　□异常 □正常　□异常					
供气系统	1. 观察供气压力 2. 手动排出储气罐积水 3. 手动启停压缩机、观察运转			□正常　□异常 □正常　□异常 □正常　□异常					
供电系统	打开电箱观察各个电闸的触点是否有过热的迹象和电线接头是否松动。继电器吸合、断开正常，无拉弧痕迹			□正常　□异常					
综合性能检查	1. 检查门框与橡胶垫圈有无损坏、是否平整，门的锁扣是否灵活、有效			□正常　□异常					
	2. 手动转动门压紧机构动，作顺畅，零件应无磨损			□正常　□异常					
	3. 目检内腔。表面应整洁、无划痕、腔体内应无疲劳纹。抽真空口无杂物。排水/排汽口无杂物。内腔无垫料、塑料袋碎片等细小杂物			□正常　□异常					
	4. 门互锁功能检查，运行程序观察。手动开门实验			□正常　□异常					
	5. 观察蒸汽发生器压力控制是否在运行区间；使用外源蒸汽时，检查蒸汽管道粗过滤网和否堵塞，并定期清理			□正常　□异常					
	6. 观察运行中夹套、内腔压力是否与设定程序一致			□正常　□异常					
	7. 观察运行中抽真空泵运转情况，应无杂音、抽真空时长正常			□正常　□异常					
	8. 观察运行中热交换器运转情况			□正常　□异常					
	9. 观察运行中内腔、门、各个气动阀和接头连接是否完好，是否存在跑冒滴现象			□正常　□异常					
	10. 检查 HEPA 安装是否稳固，进入设备菜单查看高效过滤器使用时长，更换提示等信息。定期更换			□正常　□异常					
	11. 观察运行中压力和温度对照是否偏差			□正常　□异常					

注：检查人员需持有特种设备 R1 上岗证，监督人员需持有 A 管理员证。

压力蒸汽灭菌器每季运行维护/检查记录   表 11-18

文件编号：

设备编号		所在位置		检查人员		监督人员			日期	
检查项目		检测方法			维护/检查结果			处理记录		
压力表检定		检定证书有效（有效期6个月）			□合格 □异常					
安全阀校验		校验证书有效（有效期12个月）			□合格 □异常					
B-D测试		运行B-D程序、检查B-D测试包是否变黑色			□合格 □异常					
生物指示剂培养		按照CNAS-CL05-A002中要求放置指示菌、运行程序、培养后观察结果			□合格 □异常					

注：检查人员需持有特种设备R1上岗证。

压力蒸汽灭菌器每年运行维护/检查记录   表 11-19

文件编号：

设备编号		所在位置		检查人员		监督人员			日期	
检查项目		检测方法			维护/检查结果		处理记录		报告编号	
温度计量		核对温度计量证书			□合格 □异常					
压力计量		核对压力计量证书			□合格 □异常					
特种设备年检		核对年检报告			□正常 □异常					
操作人员证		核对操作人员证书有效期			□有效 □异常					
管理人员证		核对管理人员证书有效期			□有效 □异常					
年度检修		1. 由合格供应商检修，检修后运行正常 2. 检查穿墙生物密封处的密封件有无裂开、老化、脱落。定期对穿墙生物密封处密封性检测，也可以和实验室围护结构气密性检测同时进行			□正常 □异常					

注：1. 检查人员需持有特种设备R1上岗证，监督人员需持有A管理员证。

2. 若年度检测为第三方对实验室开展的检测，应填写对应的报告编号进行确认。

11.2.4　传递窗（表 11-20～表 11-22）

传递窗使用记录

表 11-20

文件编号：

设备编号				所在位置			
使用时间		设备状态	紫外灯开启时间	清洁消毒	环境条件	操作人员	监督人员
年月日	起止						
		□正常 □故障		□日常清场 □终末消毒	温度＿＿＿＿ 湿度＿＿＿＿		
		□正常 □故障		□日常清场 □终末消毒	温度＿＿＿＿ 湿度＿＿＿＿		
		□正常 □故障		□日常清场 □终末消毒	温度＿＿＿＿ 湿度＿＿＿＿		
		□正常 □故障		□日常清场 □终末消毒	温度＿＿＿＿ 湿度＿＿＿＿		
		□正常 □故障		□日常清场 □终末消毒	温度＿＿＿＿ 湿度＿＿＿＿		
		□正常 □故障		□日常清场 □终末消毒	温度＿＿＿＿ 湿度＿＿＿＿		
		□正常 □故障		□日常清场 □终末消毒	温度＿＿＿＿ 湿度＿＿＿＿		
		□正常 □故障		□日常清场 □终末消毒	温度＿＿＿＿ 湿度＿＿＿＿		
		□正常 □故障		□日常清场 □终末消毒	温度＿＿＿＿ 湿度＿＿＿＿		
		□正常 □故障		□日常清场 □终末消毒	温度＿＿＿＿ 湿度＿＿＿＿		

传递窗每季运行维护/检查记录表　　　　　　　　　　　　　　　　表 11-21

文件编号：

设备编号		所在位置		检查人员		监督人员		日期	
检查项目	检测方法			维护/检查结果		处理记录			
配置及功能检查	1. 目视及手动检查，配件齐全，功能，管道和接口密封性完好 2. 按照说明书检查门圈和门销完好性、充气式门垫系统功能、互锁功能 3. 阀体转动			□正常　□异常					
风机	手动检查送排风机连锁功能			□正常　□异常					
紫外检查	检查紫外辐射照度，可采用紫外照度计或紫外测试试纸			□正常　□异常					
电动执行器	反馈信号、动作有效性检查			□正常　□异常					

注：检查人员为设备管理员或设备保障人员。

传递窗每年运行维护/检查记录表　　　　　　　　　　　　　　　　表 11-22

文件编号：

设备编号		所在位置		检查人员		监督人员		日期	
检查项目	检测方法			维护/检查结果		处理记录	报告编号		
消毒效果	年度检测前消毒。验证消毒效果								
严密性检查	与年度围护结构检查一起进行			□正常　□异常					
风机	表面清洁；壳体破损、机体固定情况检查及处理（一般由供应商进行）			□正常　□异常					
高效过滤器	滤芯及边框泄漏测试			□正常　□异常					

注：1. 检查人员为设备管理员或设备保障人员。

　　2. 若年度检测为第三方对实验室开展的检测，应填写对应的报告编号进行确认。

11.2.5　独立通风笼具（IVC）（表 11-23～表 11-25）

独立通风笼具使用记录

表 11-23

文件编号：

设备编号				所在位置				
使用时间		设备状态	笼盒状态	清洁消毒	压力显示	环境条件	操作人员	监督人员
年月日	起止							
		□正常 □故障	□正常 □故障	□日常清场 □终末消毒		温度_____ 湿度_____		
		□正常 □故障	□正常 □故障	□日常清场 □终末消毒		温度_____ 湿度_____		
		□正常 □故障	□正常 □故障	□日常清场 □终末消毒		温度_____ 湿度_____		
		□正常 □故障	□正常 □故障	□日常清场 □终末消毒		温度_____ 湿度_____		
		□正常 □故障	□正常 □故障	□日常清场 □终末消毒		温度_____ 湿度_____		
		□正常 □故障	□正常 □故障	□日常清场 □终末消毒		温度_____ 湿度_____		
		□正常 □故障	□正常 □故障	□日常清场 □终末消毒		温度_____ 湿度_____		
		□正常 □故障	□正常 □故障	□日常清场 □终末消毒		温度_____ 湿度_____		
		□正常 □故障	□正常 □故障	□日常清场 □终末消毒		温度_____ 湿度_____		
		□正常 □故障	□正常 □故障	□日常清场 □终末消毒		温度_____ 湿度_____		

独立通风笼具每季运行维护/检查记录表　　　　　表 11-24

文件编号：

设备编号		所在位置		检查人员		监督人员		日期	

检查项目	检测方法	维护/检查结果	处理记录
UPS检查	手动拔掉插头，观察 UPS 电池是否正常，能否正常工作。放电 30min。记录电池剩余量，对比历史数据，评估电池情况	□正常　□异常	
功能检查	检查控制系统功能、报警功能等是否正常。可手动设置相关参数验证或手动制造故障等验证	□正常　□异常	

注：检查人员为设备管理员或设备保障人员。

独立通风笼具每年运行维护/检查记录表　　　　　表 11-25

文件编号：

设备编号		所在位置		检查人员		监督人员		日期	

检查项目	检测方法	维护/检查结果	处理记录	报告编号
消毒效果	终末消毒、送/排风高效下游、管道、笼架、笼盒消毒效果良好	□合格　□不合格		
年度检测	1. 内气流流速：≤0.2m/s 2. 笼盒内外压差：不低于所在房间 20Pa 负压 3. 换气次数：≥20h^{-1} 4. 笼盒气密性：−100Pa 衰减至 0Pa，不少于 5min 5. 送/排高效过滤器检漏：透过率<0.01%	□合格　□不合格 □合格　□不合格 □合格　□不合格 □合格　□不合格 □合格　□不合格		
电气系统检查	对电路板、电器元件进行清洁、检修	□正常　□异常		
参数校准	风量、风速、压力及温湿度等传感器进行校准	□正常　□异常		

注：1. 检查人员为设备管理员或设备保障人员。
　　2. 若年度检测为第三方对实验室开展的检测，应填写对应的报告编号进行确认。

11.2.6 正压防护头罩（表11-26～表11-28）

正压防护头罩使用记录（消毒）　　　　　表 11-26

文件编号：

设备编号				所在位置		
使用时间		头罩状态	电量报警	高效报警	操作人员	监督人员
年月日	起止					
		□正常 □故障	□是 □否	□是 □否		
		□正常 □故障	□是 □否	□是 □否		
		□正常 □故障	□是 □否	□是 □否		
		□正常 □故障	□是 □否	□是 □否		
		□正常 □故障	□是 □否	□是 □否		
		□正常 □故障	□是 □否	□是 □否		
		□正常 □故障	□是 □否	□是 □否		
		□正常 □故障	□是 □否	□是 □否		
		□正常 □故障	□是 □否	□是 □否		

正压防护头罩每季运行维护/检查记录表 　　　　　　　　　　　　表 11-27

文件编号：

设备编号		所在位置		检查人员		监督人员		日期	
检查项目		检测方法			维护/检查结果		处理记录		
配置及功能检查		头罩、管路、主机、过滤器、通信系统等配置齐全，功能正常			□正常 □异常				
检查过滤器		是否经撞击、挤压、开胶、变形、滤纸破损、密封圈破损等，有上述现象则须更换过滤器，如有异物堵塞，则清洁过滤器			□正常 □异常				
流量检查		检查制造商提供的最小设计流量			□正常 □异常				
供气系统检查		检查供气压力和/或流速是否正确			□正常 □异常				
运行检查		运行一个工作周期，检查报警、提示、噪声、电池容量变化、连续工作时间			□正常 □异常				

注：检查人员为设备管理员或设备保障人员。

正压防护头罩每年运行维护/检查记录表 　　　　　　　　　　　　表 11-28

文件编号：

设备编号		所在位置		检查人员		监督人员		日期	
检查项目		检测方法			维护/检查结果		处理记录		报告编号
年度检测		1. 外观及配置：外观光滑、无变形、开裂、破损，零部件功能齐全			□合格 □不合格				
		2. 送风量：送风量应不低于 120L/min			□合格 □不合格				
		3. 过滤效率：0.3~0.5μm 粒子过滤效率 95％置信下限应不低于 99.99％			□合格 □不合格				
		4. 头罩内噪声：≤68dB（A）			□合格 □不合格				
		5. 连续工作时间：不低于 240min			□合格 □不合格				
		6. 低风量报警、低电量报警：电池电量低于设定值的声光报警触发			□合格 □不合格				
		7. 消毒效果验证：良好（更换消毒剂适用）			□合格 □不合格				

注：1. 检查人员为设备管理员或设备保障人员。

　　2. 若年度检测为第三方对实验室开展的检测，应填写对应的报告编号进行确认。

下篇参考文献

[1]　中国合格评定国家认可中心：实验室　生物安全通用要求［S］. GB 19489—2008. 北京：中国标准
　　　出版社，2008.

[2]　实验室生物安全认可准则［S］. CNAS-CL05：2009. 北京：中国合格评定国家认可委员会，2009.

[3]　中国疾病预防控制中心病毒病预防控制所等. 微生物和生物医学实验室生物安全通用准则［S］.
　　　WS 233-2017. 北京：中国标准出版社，2017.

[4]　中国合格评定国家认可中心：检测和校准实验室能力的通用要求［S］. GB/T 27025—2019. 北京：
　　　中国标准出版社，2019.

[5]　中国合格评定国家认可中心：实验室生物安全认可准则对关键防护设备评价的应用说明［S］.
　　　CNAS-CL05-A002：2020. 北京：中国合格评定国家认可委员会，2020.